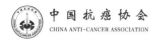
中国抗癌协会
CHINA ANTI-CANCER ASSOCIATION

胃肠保护

中国肿瘤整合诊治技术指南（CACA）

CACA TECHNICAL GUIDELINES FOR HOLISTIC INTEGRATIVE MANAGEMENT OF CANCER

2023

丛书主编：樊代明

主　编：季　刚　王振宁　李国新

　　　　沈　贤　李子禹　何显力

U0244800

天津出版传媒集团

天津科学技术出版社

图书在版编目(CIP)数据

胃肠保护 / 季刚等主编. -- 天津 : 天津科学技术
出版社, 2023.3
　　("中国肿瘤整合诊治技术指南(CACA)"丛书 /
樊代明主编)
　　ISBN 978-7-5742-0871-1

　Ⅰ.①胃… Ⅱ.①季… Ⅲ.①胃肿瘤－诊疗②肠肿瘤
－诊疗 Ⅳ.①R735

中国国家版本馆CIP数据核字(2023)第034738号

胃肠保护
WEICHANG BAOHU
策划编辑：方　艳
责任编辑：马妍吉
责任印制：兰　毅

出　　版：天津出版传媒集团
　　　　　天津科学技术出版社
地　　址：天津市西康路35号
邮　　编：300051
电　　话：(022)23332695
网　　址：www.tjkjcbs.com.cn
发　　行：新华书店经销
印　　刷：天津中图印刷科技有限公司

开本 787×1092　1/32　印张6.125　字数80 000
2023年3月第1版第1次印刷
定价：72.00元

编委会

丛书主编

樊代明

顾　问（以姓氏拼音为序）

窦科峰　陆　林　乔　杰　王　俊　詹启敏

主　编

季　刚　王振宁　李国新　沈　贤　李子禹　何显力

副主编（以姓氏拼音为序）

蔡　辉　陈锦飞　胡文庆　李　勇　李晓华　梁　品
蔺　蓉　王桂华　卫　勃

编　委（以姓氏拼音为序）

白　涛	陈小兵	陈哲灵	陈志安	崔建新	崔　鹏
樊　林	范　浩	高　静	顾冬英	郭伟洪	何宋兵
洪　洁	洪　流	狐　鸣	胡军红	胡彦锋	黄　陈
黄　河	黄　华	黄　俊	黄胜辉	黄紫莹	景晶晶
李金花	李　平	李世森	李淑萍	李　涛	梁　洁
林和新	凌志强	刘焕亮	刘　静	刘　鹭	刘小军
柳金强	卢仲婷	吕夏晔	马云涛	毛　臻	苗　妍
苗智峰	邱　健	曲秀娟	佘军军	申　鹏	申占龙
沈　会	宋　武	孙　豪	孙丽萍	孙晓东	田宏伟

王　剑　　王俊江　　王　凯　　王　烈　　王　楠　　王童非
王晓娜　　卫江鹏　　卫子然　　魏　伟　　吴健民　　吴永有
肖卫东　　徐　丰　　许　川　　薛万江　　杨　斌　　杨　力
杨　柳　　杨西胜　　杨　熹　　杨艳鹏　　叶　凯　　尤　俊
余鹏飞　　余　江　　俞　强　　张　驰　　张　洁　　张　骞
张旭霞　　张媛媛　　赵　辉　　赵　阳　　赵冶锋　　郑宁刚
朱甲明　　宗　亮

秘书组
杨志平　　田　密　　程青青

目录 Contents

第一章

胃肠的结构和功能

一、胃的结构和功能

（一）胃的位置、大小、形态及解剖学结构

1.胃的位置与形态

胃位于上腹部、膈下，大部分位于左季肋区，上接食管，下连十二指肠。贲门和幽门位置相对固定，贲门位于第11胸椎左侧，幽门位于第1腰椎右侧，前壁右侧毗邻肝左叶，左侧毗邻膈和左肋弓，于剑突下紧贴腹前壁。后壁毗邻左肾上腺、左肾、胰腺、脾脏和横结肠等。胃底与膈肌、脾脏毗邻。

胃分为4部分，即贲门部、胃底、胃体和胃窦幽门部。

2.胃的解剖学结构

（1）胃壁结构

由内向外分4层：黏膜层、黏膜下层、肌层和浆膜层。胃黏膜主要由黏膜上皮、固有膜和黏膜肌层组成；胃腺体主要的细胞有主细胞、壁细胞、黏液细胞、内分泌细胞、G细胞和D细胞等。黏膜下层结构疏松，血管、淋巴管和神经丛丰富。肌层为外纵、中环、内斜三层平滑肌。浆膜层即脏腹膜。

（2）胃的血管

1）动脉：胃的动脉血供由腹腔动脉及其分支供应。

2）静脉：胃黏膜下层有丰富血管网，静脉汇成胃左、右静脉，胃网膜左、右和胃短静脉，与同名动脉伴行。

（3）胃的淋巴引流

胃的淋巴回流沿主要动脉分布，与动脉血流相反，引流淋巴液。胃周淋巴结分成4群，16组。

（4）胃的神经

胃由中枢神经和自主神经双重支配，中枢神经通过自主神经系统的交感神经和副交感神经支配胃肠道。自主神经也被称为"肠脑"，存在于胃肠道黏膜下层、黏膜下神经丛（Meissner神经丛）和环形肌与纵行肌之间的肌间神经丛（Auerbach神经丛）。

（二）胃的生理功能

1.储存食物

贲门和幽门的协同运动，可使食物存储在胃腔内，合适时候排出到肠腔内。

2.胃的运动

胃的运动形式包括容受性舒张、紧张性收缩和蠕动，胃的运动使胃具有容纳、研磨和输送的功能。

3.分泌功能

正常成人每天分泌1500~2500 ml胃液。主要成分为胃酸、蛋白酶、黏液、电解质和水。壁细胞分泌盐酸，非壁细胞分泌偏碱性成分，主要阳离子为钠。

4.防御功能

胃的黏膜屏障，胃酸，分泌型免疫球蛋白lgG、lgA及淋巴组织等，可防止病原微生物及异物侵入。

二、肠的结构与功能

(一)肠的位置、大小、形态和解剖学结构

小肠上端始于幽门，下端在右髂窝与结肠相接，全长5~7 m，可分为十二指肠、空肠、回肠。

结肠上端始于右髂窝，下端终于肛门。结肠是介于盲肠与直肠之间的一段大肠，整体呈"M"形，包绕于空、回肠周围。结肠的主要功能是吸收水分、维生素和无机盐，将食物残渣形成粪便，排出体外。

1.十二指肠(duodenum)

(1)解剖位置与形态结构

十二指肠位于胃和空肠之间，是小肠最上段部分，因总长约有12个手指宽度(20~25 cm)而得名。其上端始于胃幽门，位于第一腰椎右侧，呈"C"形弯曲包绕胰头，下端至十二指肠空肠曲接续空肠，位于第二腰椎左侧。

（2）脉管及神经分布

1）动脉：十二指肠血液供应主要来自：①胰十二指肠上前、后动脉（anterior and posterior superior pancreaticoduodenal artery）；②胰十二指肠下动脉（inferior pancreaticoduodenal artery）。此外，十二指肠上部还有胃十二指肠动脉分出的十二指肠上动脉、十二指肠后动脉，以及胃网膜右动脉的上行返支和胃右动脉的小支供应。

2）静脉：静脉多与相应动脉伴行，除胰十二指肠上后静脉直接汇入门静脉外，余均汇入肠系膜上静脉。

3）淋巴管：十二指肠淋巴引流与血管伴行，原发性十二指肠癌可直接侵犯或通过淋巴浸润胰腺，通常先扩散至十二指肠周围淋巴结和肝，胰腺癌通常转移至十二指肠上曲和十二指肠后淋巴结。

4）神经：十二指肠内部神经支配源自黏膜下（Meissner）神经丛和肌间（Auerbach）神经丛，副交感神经来自迷走神经前支和腹腔支，交感神经来自腹腔神经节的内脏神经。

2.空肠（jejunum）和回肠（ileum）

（1）解剖位置与形态结构

1）空肠、回肠：全长 3~5 m，占据结肠下区的大部分，上端始于十二指肠空肠曲，下端于右髂窝续于盲肠。

2）肠系膜：将空、回肠悬附于腹后壁，其在腹后壁附着处称肠系膜根（radix of mesentery）。肠系膜（mesentery）的肠缘连于空、回肠的系膜缘，与空、回肠全长相等。系膜缘处的肠壁与两层腹膜围成系膜三角，此处的肠壁无浆膜，小肠切除吻合术时应妥善缝合，以免形成肠瘘。

肠系膜根将横结肠及其系膜与升、降结肠之间的区域分为左、右肠系膜窦（left and right mesenteric sinuses）。

（2）脉管及神经分布

1）动脉：空、回肠动脉来自肠系膜上动脉（superior mesenteric artery，SMA）。

2）静脉：空、回肠静脉与同名动脉伴行，汇入肠系膜上静脉。

3）淋巴：小肠淋巴管始于黏膜绒毛中央的乳糜管，淋巴液汇集于肠系膜根部淋巴结，肠系膜根部淋巴结可达百余个，沿血管分布，其输出管汇入肠系膜上淋巴结。

4）神经：空、回肠接受交感和副交感神经的双重支配，起自腹腔神经丛，在肠系膜上动脉壁周围形成肠系膜上丛，沿肠系膜上动脉的分支分布到肠壁。

3.盲肠（cecum）和阑尾（vermiform appendix）

（1）盲肠

盲肠是结肠的起始部，位于右髂窝，位置可随其充盈程度不同而有所改变，小儿盲肠位置较高。回肠末端突入盲肠形成上、下两个半月形的黏膜皱襞，称为回盲瓣（ileocecal valve）。

（2）阑尾

阑尾是附属于盲肠的一段肠管，似蚯蚓状，也称蚓突，开口于回盲瓣下方2~3 cm处。阑尾口下缘有一半月形黏膜皱襞，称阑尾瓣，可防止粪块或异物坠入腔内。

阑尾动脉起于回结肠动脉或其分支盲肠前、后动脉。阑尾静脉与动脉伴行，经回结肠静脉、肠系膜上静脉汇入门静脉。

4.结肠

（1）解剖结构及毗邻

结肠上接盲肠，终于直肠，呈"M"形围绕在空、回肠周围，按其行程和部位分为升结肠、横结肠、降结肠和乙状结肠四部分，侧面的腹膜转折表现为白色的Toldt线，可作为游离升结肠、降结肠、乙状结肠的标志。

1）升结肠（ascending colon）：位于右髂窝处，续于盲肠，沿腹腔右外侧区上行，至肝右叶下方转向左前下方移行为横结肠，所形成的弯曲称结肠右曲，又称肝曲。升结肠无系膜，升结肠的内侧为右肠系膜窦及回肠袢，外侧与腹壁间形成右结肠旁沟。此沟上通肝肾隐窝，下通右髂窝和盆腔，故膈下脓肿可经此沟流入右髂窝和盆腔，阑尾化脓时可向上蔓延至肝下。

2）横结肠（transverse colon）：始于结肠肝曲，向左呈下垂的弓形，横过腹腔中部，至脾前端折转下行续于降结肠，折转处称结肠左曲又称脾曲。横结肠左、右两端的系膜较短，位置较固定，中间部因系膜长故活动度较大。横结肠上方与肝、胃相邻，下方与空、回肠相邻。

3）降结肠（descending colon）：始于结肠左曲，沿腹后壁左侧向下，至左髂嵴处续于乙状结肠。降结肠长25~30 cm，直径4.4 cm，内侧为左肠系膜窦、空肠袢及左输尿管，外侧为左结肠旁沟，后方毗邻股神经、精索、卵巢血管等。

4）乙状结肠（sigmoid colon）：自左髂嵴起自降结肠，横过左侧髂腰肌、髂外血管、睾丸（卵巢）血管及输尿管前方降入盆腔，至第3骶椎平面续于直肠。呈乙状弯曲。

（2）脉管及神经分布

1）动脉：结肠的血供主要来自肠系膜上、下动脉。

回结肠动脉（ileocolic artery）：是肠系膜上动脉右侧的最下一分支，在肠系膜根内向右下方走行，近回盲部分为盲肠前动脉、盲肠后动脉、阑尾动脉、回肠支与升结肠支，分别供应盲肠、阑尾、回肠末段与升结肠的下1/3。

右结肠动脉（right colic artery）：在回结肠动脉上方发自肠系膜上动脉，行于壁腹膜后方，跨过右侧睾丸（卵巢）动、静脉和右输尿管后，在近升结肠内侧缘发出升、降两支，分别与中结肠动脉及回结肠动脉的分支吻合。

中结肠动脉（middle colic artery）：在胰颈下缘起自肠系膜上动脉，进入横结肠系膜，在系膜偏右侧向右下行。

左结肠动脉（left colic artery）：是肠系膜下动脉的最上分支，起于肠系膜下动脉距根部2~3 cm处，在壁腹膜深面行向左，分为升、降两支，营养结肠左曲及降结肠，并分别与中结肠动脉和乙状结肠动脉的分支吻合。

乙状结肠动脉（sigmoid artery）：起于肠系膜下动脉，有1~3支，大多为2支（53%）。

肠系膜上、下动脉的各结肠支均相互吻合，在近结肠边缘形成动脉弓，称为边缘动脉（colic marginal artery）。

2）静脉：结肠的静脉基本与动脉伴行。

3）淋巴引流：结肠的淋巴管穿出肠壁后沿血管行走，行程中有四组淋巴结。①结肠壁上淋巴结；②结肠旁淋巴结；③中间淋巴结；④肠系膜上、下淋巴结。

5.直肠（rectum）、肛管（anal canal）

（1）解剖位置和毗邻

1）直肠：为结肠的末端，位于盆腔内，在第3骶椎高度上续乙状结肠，沿骶尾骨前面下行穿过盆膈续为肛管，全长10~14 cm，从上向下，直肠由腹膜间位逐渐移行为外位。

直肠后借疏松结缔组织与骶、尾骨和梨状肌相邻，其间有直肠上血管、骶丛和盆内脏神经及盆交感干等结构。直肠两侧借直肠侧韧带连于盆侧壁。男性直肠前面隔着直肠膀胱陷凹与膀胱底上部、精囊和输精管壶腹毗邻，凹中有回肠和大网膜等脏器，凹底腹膜反折线以下则有膀胱底下部、精囊输精管壶腹、前列腺和输尿管盆段，它们与直肠之间隔以直肠膀胱隔。女性直肠前面隔着直肠子宫陷凹与子宫和阴道穹后部相邻，凹内有腹腔脏器，凹底腹膜反折线以下，直肠前面与阴道之间有直肠阴道隔分隔。

2）肛管：肛管长 3~4 cm，上续直肠，下端终于肛门，肛门位于尾骨尖下约 4 cm 处，会阴中心体的稍后方，肛门周围皮肤形成辐射状皱褶。

直肠下端的环形平滑肌增厚，形成肛门内括约肌（sphincter ani internus），围在肛梳的外周，从肛管直肠交界向下延伸到白线。肛门内括约肌的外下方，围有肛门外括约肌（sphincter ani externus）。肛门外括约肌的浅部和深部、直肠下段的纵行肌、肛门内括约肌以及肛提肌等，共同构成围绕肛管的强大肌环称肛直肠环，此环对肛管起着极重要的括约作用，若手术损伤将导致大便失禁。

（2）脉管分布及神经支配

1）动脉：直肠的血供主要来自直肠上动脉、直肠下动脉及骶正中动脉的分支。

2）静脉：上述动脉都有同名静脉伴行，这些静脉都来自直肠肛管静脉丛。

3）淋巴引流：齿状线以上的淋巴管引流有4个方向：①沿直肠上血管上行，注入直肠上淋巴结；②沿直肠下血管行向两侧，注入髂内淋巴结；③沿肛血管和阴部内血管进入盆腔，注入髂内淋巴结；④少数淋巴管沿低外侧血管走行，注入骶淋巴结。齿状线以下的淋巴管注入腹股沟浅淋巴结。

4）神经支配：直肠和肛管齿状线以上由交感神经和副交感神经支配。

（二）肠的生理功能

1.肠的消化吸收功能

肠道作为消化系统的重要组成，发挥着消化吸收的功能。消化分为机械性消化和化学性消化。吸收主要发生于小肠。糖类、寡肽、氨基酸、脂肪水解产物、胆汁酸盐、电解质、维生素等绝大多数营养物质通过主动转运或被动转运在小肠被吸收。在肠道发挥消化吸收功能的过程中，肠道微生物扮演着重要作用。

2.肠的免疫功能

除了皮肤以外，肠道是人体与外界接触最多的器官，接触了包括肠道微生物在内的许多外来物质。肠道也被认为是重要的免疫器官，它可以诱导幼稚免疫细胞分化成熟，介导对有害致病菌的清除以及对正常共生细菌的耐受。

肠相关淋巴组织（Gut-Associated Lymphoid Tissue，GALT）是肠道免疫器官中最重要的组成。

肠道免疫中，幼稚淋巴细胞可以在肠道微生物等的抗原刺激下分化为不同类型的效应淋巴细胞。

3.肠的内分泌功能

肠道细胞中也包含了大量内分泌细胞，在局部消化产物（例如葡萄糖，氨基酸和脂肪酸）的刺激下，通过G蛋白偶联受体、营养转运蛋白和离子通道等一系列营养传感系统，肠道内分泌细胞在感受到营养物质后，分泌各种激素（包括胰高血糖素样肽-1、生长抑素、缩胆囊素、抑胃肽、胃动素、促胰液素、胰多肽等），在调节食物消化吸收，胰岛素分泌、胆汁排出以及食欲方面发挥关键作用。另一方面，肠道微生物群所产生的各种代谢物（包括短链脂肪酸、次级胆汁酸和脂多糖）亦可调节肠内分泌细胞，产生影响饮食摄入、微生物组成和上皮完整性的激素信号调控激素分泌。

综上所述，肠道在人体正常的生理过程中发挥着重要作用。

第二章

肿瘤相关胃肠损伤及机制

胃肠功能包括胃肠运动、消化吸收、黏膜屏障、调节肠道菌群和内分泌功能等。肿瘤自身及其治疗所致的胃肠损伤越来越受重视，相关研究逐渐深入。

一、肿瘤相关胃肠损伤的定义及分类

(一) 定义

肿瘤相关胃肠损伤是指由于肿瘤疾病本身原因或肿瘤相关治疗导致的胃肠器质性损伤或胃肠运动、消化吸收、内分泌、黏膜屏障功能及微生态中的一种或多种功能损伤，严重可致胃肠功能衰竭。主要表现为恶心、呕吐、胃肠动力障碍、腹泻、肠梗阻、消化道出血、腹内高压等系列临床症状。

(二) 分类

1. 根据损伤内容分器质性和功能性胃肠损伤

后者可进一步分为胃肠运动损伤、消化吸收功能损伤、黏膜屏障损伤、内分泌功能损伤及胃肠微生态失衡。胃肠功能及其调节是一复杂过程，人体出现胃肠损伤可同时见一种或多种损伤类型。

2. 根据损伤因素分原发性和继发性损伤

原发性损伤指胃肠原发肿瘤及治疗过程出现的胃肠损伤，继发性损伤指胃肠外其他肿瘤发展过程及相应治疗中出现的胃肠损伤，包括其他肿瘤胃肠累及、转移或腹腔转移瘤、腹膜后转移瘤等引起胃肠器质性变化，以及肿瘤微环境及内环境变化引起的胃肠功能损伤。另外肿瘤合并急重症并发症或恶病质引起的胃肠功能损伤等多器官功能损伤，也属继发性胃肠损伤的一种。

3. 根据损伤持续时间不同可分为：急性胃肠损伤（acute gastrointestinal injury，AGI）和慢性胃肠损伤（chronic gastrointestinal injury，CGI）

在 1~3 周内能通过自身或药物控制缓解的胃肠损伤称为 AGI，超过 4 周仍未能控制缓解的胃肠损伤称为 CGI。AGI 分四级：Ⅰ—Ⅱ级被称为胃肠功能障碍，而Ⅲ—Ⅳ级被认为是胃肠功能衰竭。

二、肿瘤相关胃肠损伤的常见机制

（一）胃肠运动损伤

胃肠运动及其调节是一复杂过程，涉及中枢神经系统（交感和副交感神经）、自主神经系统（内源性肠神经）、Cajal 间质细胞（interstitial cells of cajal，ICC）和胃肠平滑肌细胞，以及神经递质、胃肠激素和胃肠道内的化学物质调节，任何环节中断都会影响胃肠运动。肠神经包括肌间神经丛和黏膜下神经丛，肌间神经丛位于外肌层的内层和外层之间，而黏膜下丛位于黏膜下层，控制胃肠运动、分泌、吸收和血管张力。平滑肌可产生自发电活动，而ICC与平滑肌细胞电耦合，充当起搏器，启动和传播电节律。

1.肿瘤本身引起的胃肠运动损伤

不同肿瘤引起胃肠运动损伤的机制包括：①自主神经系统肿瘤的恶性浸润；②恶性肿瘤直接浸润胃肠肌间神经丛或肿瘤抗原引起的免疫反应导致黏膜下神经丛和肌间神经丛炎性浸润（肌间神经丛破坏引起假贲门失弛缓症或胃瘫）；③自身抗体介导的Cajal间质细胞破坏；④抗Hu抗体、电压门控钙通道抗体、浦肯野细胞胞质自身抗体Ⅰ型、崩塌反应介导蛋白5抗体等胃肠运动相关抗体受损；⑤神经病理性、平滑肌肌病性或ICC异常等多因素作用引起副肿瘤性胃肠功能障碍；⑥肿瘤侵犯和播散、体弱衰竭所致粪便嵌塞等引起机械性梗阻，肠道分泌-吸收平衡破坏进一步增加肠道异常蠕动加重梗阻。

2.肿瘤治疗引起的胃肠运动损伤

肿瘤接受治疗过程中也会引起胃肠运动损伤：①手术导致肌间神经丛神经元缺失引起相应节段运动异常，

如贲门失弛缓症；②手术或放疗后迷走神经离断综合征引起胃排空障碍；③手术或放疗引起肠粘连；④围术期低钾血症等电解质紊乱；⑤阿片类药物激活阿片受体抑制肌间神经丛和黏膜下神经丛的乙酰胆碱、NO等递质释放。

化疗药物诱发恶心、呕吐的机制：①化疗药物对胃肠的直接刺激作用；②药物直接或间接刺激大脑的呕吐中枢：呕吐中枢和化学催吐感受区（CTZ）；③致吐的化学物质可刺激肠黏膜上含5-羟色胺（5-HT）嗜铬细胞释放5-HT，后者与肠壁内迷走神经和内脏中的5-HT受体结合，发出冲动到呕吐中枢或直接兴奋中枢的5-HT受体而引起呕吐。

（二）胃肠消化吸收功能损伤

恶性肿瘤患者胃肠消化吸收功能损伤主要表现为肿瘤患者食欲减退、分泌不足和肿瘤细胞代谢改变。

1.肿瘤本身引起的胃肠消化吸收功能损伤

肿瘤产生的代谢产物直接作用于下丘脑饮食中枢，血浆和大脑中色氨酸、白细胞介素-1、肿瘤坏死因子-α、白细胞介素-6、生长激素释放肽、瘦蛋白、酪酪肽及胰高血糖素样肽-1等在消化吸收功能损伤中发挥重要的作用。

2.肿瘤相关治疗引起的胃肠消化吸收功能损伤

1）低镁血症常见于化疗和靶向治疗，如以顺铂为基础的化疗、靶向上皮生长因子受体单克隆抗体（西妥昔单抗）治疗等。西妥昔单抗通过拮抗上皮生长因子抑制结肠黏膜TRPM6通道对镁的重吸收，改变全身镁平衡。

2）脂肪及脂溶性维生素吸收障碍。胰十二指肠切除手术后胰酶缺乏导致脂肪吸收障碍，同时伴随脂溶性维生素吸收障碍，并与脂肪泻的严重度有关。

3）钙、铁离子等物质吸收障碍见于胃癌和胰十二指肠手术后。原因包括：维生素D缺乏；术后胃酸的降低；吸收钙、铁离子的部位被切除等。

（三）胃肠屏障功能损伤

胃肠屏障是一个复杂而有效的防御功能系统，它在维持营养和电解质吸收的同时，限制腔内微生物进入体内环境。胃肠道对物质的通透性主要由屏障的理化性质决定，上皮、黏膜免疫和神经活动起主要作用，并受到神经激素和免疫成分的密切调节。

1.肿瘤本身引起的胃肠屏障功能损害

肿瘤细胞过度增殖造成的急性和慢性缺氧诱导肠上

皮细胞凋亡导致胃肠屏障功能损害。另外，副肿瘤反应引起的肠道菌群紊乱、胃肠腔内 pH 值变化和杀菌自净能力差等同样会破坏胃肠屏障。

2.肿瘤相关治疗引起的胃肠屏障功能损害

消化道黏膜增殖活跃，易受化疗和放疗影响。化疗减弱黏膜再生能力，导致胃肠黏膜损伤炎症。同时，化疗对免疫细胞的损伤引起免疫细胞增殖和分化异常以及胃肠局部免疫调控异常，进而促进炎症介质释放，诱发机体炎症反应，诱导上皮细胞凋亡，直接或间接改变肠道通透性，造成肠黏膜损伤。

放疗能够损伤肠上皮细胞、肠干细胞，细胞损伤程度与放射强度相关，导致局部黏膜炎症和黏膜屏障破坏，使肠腔内微生物流入固有层，引发进一步炎症和免疫细胞募集，导致屏障功能受损，若大面积肠隐窝内干细胞丢失，将导致黏膜修复过程延长，并可能引起胃肠功能衰竭。另外，放疗损伤血管内皮细胞引起血管结构的破坏导致微出血、血栓和炎症的级联反应，导致血管闭塞和黏膜损伤部位的血供减少，加重黏膜损伤。

（四）胃肠微生态异常

肿瘤及肿瘤相关治疗会损伤黏膜的完整性和胃肠腔

内环境变化，导致共生细菌的跨黏膜移位和比例改变。

1.肿瘤本身引起的胃肠微生态异常

胃肠微生态异常可由肿瘤引起机体免疫反应引起，胃肠道内细胞因子风暴有助于黏膜免疫系统的激活，不仅增强了免疫介导的炎症过程，而且影响肠道微生物群。肝胆肿瘤通过肠-肝轴影响肠道微生态，肝细胞肝癌患者肠道中产丁酸盐菌属比例减少，而具有潜在致病性的革兰氏阴性菌等变形杆菌比例增加。

2.肿瘤相关治疗引起的胃肠微生态异常

1）环磷酰胺（CTX）诱导的抗肿瘤免疫应答需要肠道微生物群组分激活肿瘤抗原再呈递树突状细胞，而这些生物群组分在CTX诱导的黏膜损伤后移位。

2）免疫检查点抑制剂具有免疫相关的副作用，抗CTLA-4免疫治疗可引起T细胞介导的黏膜损伤，引发微生物易位。

3）放疗辐射通过损伤肠道菌群损害肠道的生物屏障，最重要的通路是TLR通路。肠道细菌的脂多糖、细菌鞭毛蛋白和胞苷-磷酸-鸟苷都通过TLR通路维持肠道上皮完整性和肠道稳态。

（五）胃肠分泌功能损伤

1）血管活性肠肽（vasoactive intestinal peptide，VIP）和神经肽P物质（Substance P，SP）分泌异常。如胰腺血管活性肠肽瘤"Vipomas"以VIP分泌增加为主要特征；放疗会导致小肠VIP和SP在短期内分泌增加，而长时间后分泌下降。

2）胃动素分泌异常。以顺铂为主的化疗导致血浆中的胃动素水平暂时降低，为化疗后长时间胃排空障碍的一些症状提供了合理解释。

3）氯化物分泌过多。靶向治疗中，ERBB受体被抑制磷酸化时，不能负性调节氯化物分泌，导致氯化物过多进入消化道，为钠和水的细胞旁转运提供驱动力，导致分泌性腹泻。

三、肿瘤相关胃肠损伤的病理特征

在肿瘤发生、发展及治疗的过程中，多种理化因素均可引起胃肠黏膜损伤，常伴有以下相似的组织学特征。

（一）胃肠道细胞和组织的适应性改变

适应性改变主要表现为：肥大，增生，萎缩，化生。

1.肥大

胃肠切除手术后，剩余的残胃或肠出现代偿性肥大，黏膜增厚。

2.增生

药物刺激引起胃肠黏膜细胞的增生，紫杉烷类药物导致胃肠损伤组织学改变主要为黏膜上皮形成增生的小腔，见于食管鳞状上皮基底层，胃小凹的腺颈部，结肠隐窝底部，小肠隐窝及微绒毛。此外，肿瘤分泌激素过多或生长因子过多导致病理增生，如胃泌素水平增高引起胃黏膜壁细胞增生。

3.萎缩

肿瘤治疗过程中常伴有慢性的胃肠炎症，慢性胃炎时可出现胃黏膜萎缩，表现为胃黏膜层变薄，黏膜皱襞平坦或消失，胃黏膜固有腺的数量减少。慢性肠炎时可出现小肠黏膜绒毛萎缩，表现为小肠绒毛长度变短、增粗，或小肠绒毛完全消失。

4.化生

肿瘤发生和治疗过程中慢性炎症刺激，胃黏膜出现肠上皮化生较为常见，与胃癌的发生有关。血液肿瘤的靶向药艾代拉里斯（Idelalisib）可引起肠黏膜的潘氏细胞化生，组织学表现为降结肠、乙状结肠和直肠黏膜隐窝底部出现潘氏细胞，胞质含大量嗜酸性粗颗粒，位于靠腺腔侧。

（二）胃肠道细胞损伤

细胞损伤包括轻度损伤、细胞可逆性损伤和细胞死亡。

1.细胞可逆性损伤

常见的可逆性损伤包括水肿、色素沉着等。对胃肠黏膜长时间炎症刺激会引起局部水肿充血的病理表现，而放疗引起胃肠黏膜急性期损伤病理改变，常伴有黏膜固有层和黏膜下层间质水肿。

肿瘤辅助药物可能会引起色素沉着。含蒽醌类的泻药引起结肠黑变病，是一种伴随性、可逆转的良性病变，由上皮凋亡形成的脂褐素被巨噬细胞吞噬所致。中药大黄使黏膜出现黑色颗粒，停药后会逐渐缓解。大体可表现为结肠局灶性、节段性或全部结肠均受累。组织学上黏膜层可见数量不等吞噬色素的巨噬细胞，少见的情况下可出现于黏膜下层。硫酸亚铁引起上消化道黏膜损伤，主要见于胃、食管，偶见于十二指肠。活检表现为糜烂及溃疡（伴上皮反应性改变），组织中可见棕黄色结晶沉积；被氧化后则可呈蓝色略黑色。

2.细胞死亡

由于胃肠道干细胞增殖活跃，对化疗和放疗高度敏感。放化疗在一定程度上损害胃肠道干细胞DNA，导致干细胞死亡，从而导致肠道损伤。作用于细胞周期，阻断有丝分裂的化疗药物如紫杉烷类、秋水仙碱引起细胞死亡，病理可见环状核分裂和显著的凋亡小体。此外，伊匹木单抗、帕博利珠单抗、纳武利尤单抗、利妥昔单抗等免疫药物导致细胞死亡，病理表现为肠道隐窝或胃小凹上皮细胞凋亡、缺失，隐窝结构破坏等。

放射线作用于胃肠后数小时内即可导致组织学改变，早期表现为上皮细胞凋亡、固有层炎症、隐窝脓肿，后期的改变包括血管炎、小血管缺血、黏膜下层纤维化、肠壁增厚等。

（三）胃肠黏膜炎症

胃肠黏膜炎症是肿瘤相关胃肠损伤最常见的病理改变。

1.肿瘤药物治疗相关胃肠黏膜炎症

化疗引起全消化道黏膜损伤，包括胃、小肠和结肠黏膜，药物杀伤黏膜细胞后引起消化道黏膜炎症，表现为显著增多的炎症细胞浸润。ICIs相关性结肠炎病理与急性肠炎表现相似，如固有层细胞增多、单核细胞增多、上皮内嗜中性粒细胞浸润；也有部分表现为慢性炎症改变，包括上皮内淋巴细胞或基底淋巴细胞增多及隐窝结构扭曲。非甾体抗炎药引起化学性或反应性胃炎，特点为平滑肌肌纤维生长至黏膜固有层内，腺体呈螺旋状，黏液减少，炎症轻微，与胆汁反流性胃炎类似。

2.肿瘤放疗相关胃肠黏膜炎症

急性放射性胃肠损伤以黏膜炎性反应及间质水肿为主要表现，部分胃肠上皮坏死，黏膜层中性粒细胞、嗜酸性粒细胞等炎性细胞浸润，隐窝结构紊乱，伴黏膜下层间质水肿。慢性炎症表现为黏膜固有层大量淋巴细胞、浆细胞浸润，同时黏膜结构异常，进而引起慢性溃疡、出血、瘘管形成、肠梗阻等表现。

（四）胃肠黏膜糜烂和消化性溃疡

非甾体抗炎药对胃部损伤主要是前列腺素E2合成减少导致的黏膜糜烂及溃疡，右半结肠也可出现类似表现。组织学表现为黏膜糜烂及溃疡导致的凝固性坏死，散在以中性粒细胞为主的炎症细胞浸润，伴少许单核细胞。非甾体抗炎药长期使用引起膈样病变，多见于小肠，是该类药物所致糜烂和溃疡反复发作及愈合所致。小肠黏膜皱襞顶端糜烂的修复，使得黏膜下出现纤维化，这类纤维化可以形成凸起的嵴状，大体则类似黏膜搭桥样，严重者导致梗阻。

（五）胃肠道局部血液循环障碍、梗阻、穿孔

肿瘤压迫、手术或放化疗均可能引起胃肠局部血液循环障碍，引起急性的胃肠黏膜病变或损伤，导致缺血再灌注损伤相关的黏膜结构与功能改变，并进一步导致黏膜屏障功能受损，黏膜缺血、通透性增加、肠壁水肿、肠运动障碍，以及肠腔微生态改变。

在低容量状态时，交感神经兴奋使胃肠大容量血管和肠系膜静脉强烈收缩，大量黏膜与绒毛血管收缩，绒毛底部动静脉短路开放，绒毛顶部微小血管灌注降低甚至没有血流，时间延长会导致细胞缺血、坏死，黏膜糜烂、溃疡、出血等。

肿瘤增大可导致胃肠腔狭窄梗阻，空腔脏器肿瘤中间部位出现缺血坏死易导致穿孔。手术造成的肠道损伤一般有两种情况，一种是直接损伤引起穿孔；另一种是大面积剥离致浆肌层缺损，血运障碍，术后组织坏死肠穿孔。

放射性胃肠炎在发展过程中也会引起胃肠道局部血液循环障碍，其病理学发展过程遵循两条典型的发展路径：一是黏膜溃疡、穿孔、瘘、腹腔脓肿，二是肠壁纤维化、狭窄和肠梗阻。

四、抗肿瘤药导致的胃肠损伤

（一）化疗药物

化疗药物引起的胃肠损伤非常常见，包括黏膜炎、腹泻、便秘等，与化疗药物剂量呈正相关，反复多周期化疗会致不良反应加重，甚至造成组织或器官功能不可逆性损害。化疗药物在杀伤肿瘤细胞的同时破坏胃肠上皮细胞的DNA，或直接损伤肠道黏膜上皮，导致上皮细胞坏死脱落，出现小肠绒毛变短、排列紊乱甚至绒毛坏死，肠隐窝变浅，黏液层分泌的黏液蛋白减少，细胞间紧密连接松弛，最终引起胃肠黏膜通透性增加。化疗引起胃肠道反应后，在机体摄入不足的状态下，消化液分泌减少，造成肠黏膜化学屏障受损。同时，因营养吸收不足导致胃肠上皮细胞蛋白质合成及细胞增殖能力下降，可在组织学上观察到核分裂组织、环状核分裂、显著凋亡，引起胃肠黏膜修复能力下降，黏膜屏障功能受损。

化疗药物还可以引起免疫细胞的受损，导致免疫细胞增殖和分化异常，以及胃肠道局部免疫调控异常，进而促进炎症介质释放，诱发机体炎症反应。其机制涉及TLR2、TLR4、p53等信号通路被激活后产生多种炎症介质如TNF-α、IL-1、IL-6等，诱导上皮细胞凋亡、直接或间接改变肠道通透性，造成肠黏膜损伤。

另外，化疗药物还可导致肠道菌群的总数量明显减少，多样性下降、菌群比例失调，致病菌的数量及比例有所增加，总体呈现明显的菌群失调趋势。

（二）靶向药物

靶向药物引起的胃肠损伤表现为胃肠道血栓相关腹痛、黏膜出血、胃肠穿孔等，具体取决于靶向药物的目标信号通路。

1. 抗VEGFR制剂相关胃肠损伤机制

抑制VEGFR后产生的胃肠损伤机制有：①降低内皮细胞的再生能力，并导致血管内皮缺陷，暴露腔内质膜或底层基质上的促凝磷脂，导致血栓形成或出血；②抑制eNOS激活，NO和PGI2的释放减少，同时过度生产促红细胞生成素来增加血压积和血液黏度可能会引发血栓栓塞事件；③限制胃肠的血流，延迟黏膜损伤后修复，导致腹泻、黏膜出血、肠梗死，若同时伴发肿瘤侵蚀、坏死、空化或其他并发病理改变，则会加大肠穿孔风险。

2.抗EGFR制剂相关胃肠损伤机制

EGFR抑制剂诱导胃肠损伤机制主要分为三类：抑制上皮再生、过度分泌氯化物和抑制药物转运体。药物相关的腹泻最为常见，主要原因为：①肠腔中的高渗物质过多；②控制肠细胞膜电解质通量的转运体受损；③肠道运动增加。

3.其他靶向药物引起的胃肠损伤机制

（1）ALK抑制剂相关的胃肠损伤机制

ALK抑制剂引起的不良反应包括恶心、呕吐、疲劳、腹泻和视力障碍等。鉴于ALK在视觉系统和肠道发育中的作用，推测几种常见的副作用反映了对本地蛋白质的直接抗ALK效应，胃肠损伤亦是如此。

（2）HER2抑制剂相关胃肠损伤机制

HER家族信号通路的全面抑制可能加重治疗相关的胃肠损伤，腹泻是最常见的一种。正常胃肠道中，HER2抑制剂与HER2的胞外部分特异性结合，会阻碍肠上皮细胞膜上表达的HER2与EGFR异源二聚化，从而抑制下游磷脂酰肌醇3-激酶（PI3K）和蛋白激酶C

（PKC）途径使人结肠黏膜中氯离子分泌增加，为钠和随后的水的细胞旁运动提供驱动力，使得管腔中的液体积聚，导致分泌性腹泻，但并不会改变肠道上皮细胞增殖或上皮屏障功能，很少造成组织损伤。

（3）PARP抑制剂相关胃肠损伤机制

PARP抑制剂对处于快速分裂的细胞造成影响，可以损伤胃肠道上皮细胞，并延缓损伤的胃肠上皮细胞的自我修复。

（4）CDK4/6抑制剂相关胃肠损伤机制

周期蛋白依赖性激酶（CDK）4/6抑制剂通过释放Rb蛋白的抑制作用，使其能够发挥其作为G1-S细胞周期检查点的作用，最容易受到这种抗增殖作用的组织之一是胃肠道上皮。周期蛋白D-CDK4/6通路在胃肠道上皮细胞中的影响比较复杂，不仅是药物对黏膜的直接毒性影响，也可能是由于某些胃肠绒毛膜酶的功能缺陷、细胞对损伤的应答紊乱，以及与其他途径的相互作用。

（5）AKT抑制剂相关胃肠损伤机制

Hsp90β过表达可以减少缺氧诱导的细胞凋亡，增强了BAD磷酸化，从而减少了细胞色素C从线粒体中释放。Akt抑制剂LY294002可以削弱Hsp90β对细胞凋亡的保护作用。

（三）PD-1等免疫治疗药物

当ICI对正常组织发起免疫攻击时，将发生免疫相关不良事件（irAE）。免疫性肠炎（IMC）是胃肠损伤的主要形式，主要由T细胞的招募和炎症因子的产生引起。在自身免疫和肠道菌群的共同作用下，促炎通路（CTL、Th17细胞和中性粒细胞）增强，而抗炎通路（Treg分化和IL-10分泌）受到抑制，巨噬细胞通过趋化因子招募T细胞最终导致IMC。临床症状包括腹泻、腹痛、便血、发烧、恶心、呕吐和食欲不振，其中腹泻是最常见的症状，严重者还会导致肠穿孔、中毒性巨结肠，甚至危及生命。

（四）中医药治疗

中医药中皂苷成分能够引起腹泻、肠炎及黏膜刺激，多认为与皂苷增加肠道上皮通透性，使局部免疫系统与肠道中抗原物质结合，进而导致炎症反应。中医药引起胃肠道损害的具体机制仍需进一步深入研究。

（五）肿瘤治疗辅助用药

1. 双膦酸盐

双膦酸盐引起的食道损伤，可见糜烂和溃疡等损伤迹象，主要机制是药物和黏膜接触时间的过度延长，从而导致化学性食管炎。内镜检查可见食管远端被纤维蛋白覆盖的糜烂或溃疡。组织学可以显示溃疡的任何特点，包括坏死、纤维蛋白化脓性物质和肉芽组织特征，以及黄色可极化结晶异物（60%病例可见）和多核巨细胞（30%病例可见）。邻近鳞状上皮的典型特点为活动性炎症和再生外观，细胞核肿大，染色加深。口服双磷酸盐同样会导致胃肠损伤，如胃溃疡和胃炎。双膦酸盐诱导线粒体功能障碍，产生超氧化物等活性氧，活性氧诱导细胞脂质过氧化，会导致胃肠上皮细胞死亡。

2. 干扰素

恶心、呕吐、食欲不振是干扰素使用期间常见的不良反应。干扰素刺激机体释放炎性因子，刺激肠道细胞分泌单胺类神经递质，包括5-羟色胺，能降低迷走神经去极化阈，刺激呕吐中枢。

3. 阿片类药物

阿片类药物使用者的胃功能障碍发生率更高，胃潴留程度更高。吗啡介导的胃损伤是由于胃酸分泌增加和胃排空延迟导致胃酸积聚，从而增加了胃酸在胃中的滞留时间。严重的胃损伤包括胃黏膜细胞的显著破坏、腺体区域减少和胃细胞死亡增加。经典的阿片受体也参与胃黏膜损伤的机制，在胃的胃窦下部（靠近小肠）发现阿片受体的浓度很高。此外，μ-阿片和δ-阿片受体的激活抑制了黏膜下神经元，减少了氯依赖性水进入肠腔，随后使肠内容物脱水，导致大便更硬、更干燥。

4.质子泵抑制剂

质子泵抑制剂导致胃部分泌胃酸减少、胃泌素水平反馈性升高，胃泌素水平增高可促使壁细胞增生。

5.抗过敏药物

氯苯那敏、异丙嗪、苯海拉明等抗组胺类药，可刺激胃酸及胃蛋白酶分泌，导致胃溃疡或者出血。

五、肿瘤放疗导致的胃肠损伤

放疗引起胃肠损伤源于胃肠黏膜屏障损伤、上皮损伤相互作用，以及肠道免疫、神经和血管系统的改变。放射性肠炎是由于放射暴露引起的炎症反应，可分为急性放射性肠炎和慢性放射性肠炎。

（一）肿瘤放疗导致的急性胃肠损伤的机制

急性放射性肠炎是由于放射线作用于肠道后可于数小时内迅速诱导肠上皮细胞凋亡、固有层炎症、隐窝脓肿等组织学改变。破坏肠上皮细胞间的紧密连接，使

ZO-1、claudin-1、occludin断裂，从而破坏肠道屏障。位于紧密连接下方的黏附连接结构解体、破裂。随后出现血管炎、小血管缺血、黏膜下层纤维化等变化。受损的血管内皮刺激炎性细胞因子、趋化因子和生长因子的分泌，增加黏附分子的表达，多形核中性粒细胞的出现是胃肠急性炎症和辐射损伤的标志。

电离辐射产生的电子、羟基自由基，通过多种机制造成细胞损伤甚至死亡，电离辐射的能量对DNA结构产生物理性损伤，导致单链和双链断裂，以及糖或碱基损伤。电离辐射还通过损伤肠道正常菌群，进而损害肠道的生物屏障。

(二) 肿瘤放疗导致的慢性胃肠损伤的机制

放疗引起的慢性胃肠损伤以慢性炎症、纤维化、进行性闭塞性血管炎、缺血和内皮功能障碍为主，TGF-β/Smad信号通路在其中发挥核心作用。

慢性放射性肠炎的病理改变一方面是不可控的炎症、黏膜溃疡、穿孔、腹腔脓肿等；另一方面，随着炎性细胞因子的持续分泌，小动脉内膜炎的结缔组织纤维化、组织缺血、黏膜脆性、新血管形成和进行性纤维化导致狭窄和肠梗阻。除了纤维化、闭塞性血管炎、萎缩、肌肉纤维变性外，成纤维细胞、内皮细胞和上皮细胞都会发生相应的形态学变化。放疗还可以引起肠道内分泌能力减低，肠道 VIP 和 SP 的分泌和活性在辐照后会降低。

六、肿瘤手术导致的胃肠损伤

（一）腹部手术导致的胃肠损伤

1.腹部胃肠肿瘤手术导致的胃肠损伤

腹部胃肠肿瘤手术导致的胃肠损伤包括手术过程中的直接损伤和间接导致，其相关机制如下。

（1）胃肠手术引起神经炎症反应

胃肠道手术可激活下丘脑-垂体-肾上腺（hypothalamic-pituitary-adrenal，HPA）轴，释放应激神经肽（如CRF），调节大脑自主神经系统活动并减少胃迷走神经传出活动，从而抑制胃肠运动。CRF引起皮质醇释放增多导致肠道微生态失调，会减少细菌代谢物及短链脂肪酸，进而影响肠道屏障的完整性。皮质醇还可降低紧密连接蛋白的表达，损害胃肠屏障功能。手术机械刺激有助于诱导反应性ICC表型、其与免疫细胞协同释放促炎介质，破坏肠神经系统，最终导致术后胃肠运动损伤。

（2）胃肠外科手术破坏了胃肠道的连续性

手术引起肠道及肠神经连续性的破坏；还会造成ICC大量破坏，数量减少、结构损伤以及功能下降；手术后吻合口部位会形成异常的逆向慢波。

（3）胃肠手术影响肠道菌群分布

胃手术后胃酸分泌减少，肠液反流，胃液pH值增高，肠道菌群上移，胃内细菌以大肠杆菌和变形杆菌为主。小肠手术对肠道菌群也有一定的影响，涉及回盲部的小肠手术对菌群结构影响较大，这可能与食物在小肠内排空过速有关。结肠内菌群数量大、种类多，手术对菌群结构变化影响较大。与术前相比，术后双歧杆菌/大肠杆菌比值更低，而该比值是评价肠道菌群平衡状态是否正常的重要指标之一。

（4）胃肠手术导致消化吸收功能受损

食物在小肠内的输送时间明显缩短，小肠对食糜的机械消化时间缩短。迷走神经切断导致胰液和胆汁的分泌量下降。部分消化道重建术式如Roux-en-Y，由于十二指肠旷置，食物、胰液及胆汁的不同步会影响胆汁乳化和胰酶水解作用，从而影响脂肪、蛋白质的消化和吸收。胃、小肠及右半结肠切除，导致相应营养物的消化和吸收障碍。

2.腹部非胃肠肿瘤手术导致的胃肠损伤

胃肠外肿瘤直接侵犯胃肠道需行联合脏器切除、全身麻醉、术中操作、暴露以及气腹等因素所带来的胃肠功能损伤不在讨论之列。以下结合具体的非胃肠癌种来讨论胃肠功能损伤情况。

（1）肝癌

肝脏手术中肝血流阻断导致胃肠道缺血再灌注引起胃肠损伤。肝脏与肠道有着共同的胚胎学起源，通过肝-肠轴相互影响肠道菌群分布。

（2）肝外胆道恶性肿瘤

胆囊癌行单纯的胆囊切除手术引起的胃肠功能损伤包括：①由于胆囊切除术后胆汁不能有效浓缩、肠腔内胆汁酸的浓度及胆盐含量降低，引起术后不同程度的腹胀、腹泻等；②胆汁反流性胃炎或食管炎；③胆囊切除后破坏了"肝-胆汁酸-肠道微生态"轴，导致肠道微生态失调；④增加消化道肿瘤风险。

肝外胆管癌手术往往需要行胆肠吻合，同时也需切除胆囊。除胆囊切除术引起相关胃肠道损伤风险外，还因胆肠吻合后oddis括约肌功能丧失，胆汁更容易直接进入肠道，导致肠道微生态失调。另外，胃泌素、胆囊收缩素、肽YY（Peptide YY）等胃肠激素升高，造成胃十二指肠协同运动损伤，引起的胃肠功能受损较单纯胆囊切除更加严重。

（3）胰腺癌及壶腹癌

行胰十二指肠切除手术PD术后：①血浆中胃动力素浓度降低，通过减少胃、十二指肠和空肠近端的协调运动，导致胃排空延迟；餐后循环中胰高血糖素样肽-1、神经降压素和肽YY浓度增加可以减慢胃排空及小肠运动；手术导致的迷走神经的损伤导致残胃运动减弱，影响术后胃张力的恢复。②十二指肠切除术不仅破坏了胃和肠道协调运动，也破坏了消化运动、胰腺分泌以及胃肠道激素释放的协调性，导致胃肠道消化功能受损。③胰腺外分泌功能不全。④对脂溶性维生素及矿物质吸收障碍。⑤PD术后并发失血、感染性休克也会继发胃肠消化吸收、肠黏膜屏障功能障碍。

（4）前列腺癌

前列腺癌手术对胃肠功能损伤有：①胃肠运动功能损伤：腹膜前手术创面较大、CO_2气腹压力作用及局部炎性递质分泌增多导致一系列炎症反应；盆底神经的损伤，可能导致肠道刺激症状；②胃肠微生态的改变：接受雄激素改变肠道菌群丰度。

（5）妇科恶性肿瘤

手术的机械刺激、创伤及麻醉对神经的阻滞或周围低温环境对肠管的影响。

3.腹膜后肿瘤手术导致的胃肠损伤

腹膜后肿瘤手术引起的胃肠损伤可分为直接性损伤和间接性损伤。前者是由于手术中引起的胃肠壁或系膜血管的直接损伤，或是因腹膜后肿瘤侵犯胃肠道而行联合脏器切除造成胃肠损伤；后者是由于手术过程中麻醉、手术创伤或者腹膜后脏器切除术后所分泌的激素缺失等因素间接引起胃肠损伤，主要机制有：①手术操作时的创伤、胃肠牵拉、炎症渗出等因素影响胃肠运动的调控，表现为胃肠蠕动减弱或消失；②围手术期肠道准备、术前禁食及某些自身基础疾病致液体摄入不足，以及围术期的液体丢失、补充不足，造成胃肠灌注不足；③电解质紊乱；④腹膜后肿瘤手术影响胃肠道神经内分泌失调，术后血液中儿茶酚胺水平会相对明显升高，进而导致长时间胃肠运动受抑制。

（二）非腹部手术导致的胃肠损伤

1.食管肿瘤引起的胃肠损伤

食管术后胃排空障碍包括功能性及机械性两类。

（1）功能性胃排空障碍

相关因素有：①迷走神经损伤；②胃周围压力改变；③术中对胃的机械性牵拉，出现胃组织充血水肿炎症；④术后胃肠减压时间过短；⑤自主神经的功能紊乱，激活交感神经，通过抑制胃肠道神经丛的兴奋神经元，也通过交感神经末梢释放儿茶酚胺与平滑肌膜上受体结合，抑制胃肠平滑肌收缩；⑥胃肠ICC减少；⑦并发症可致胃排空障碍。

（2）机械性胃排空障碍

常与手术不当操作有关，包括：胃扭转，膈肌裂孔疝，胃折叠、成角等。

2.心脏肿瘤手术引起的胃肠损伤

体外循环术后腹部并发症大多出现于术后6~7天，前期表现为腹痛、腹胀，后期可能会有胃肠道穿孔、出血、伪膜性肠炎等。导致胃肠损伤机制有：①消化道低血流灌注；②血栓形成或栓塞；③炎性介质释放；④药物作用导致黏膜坏死、脱落，屏障功能受损。

3.肺和支气管肿瘤手术引起的胃肠损伤

肺和支气管肿瘤手术后的胃肠道并发症并不少见，肺术后胃肠道并发症发生率为11%~51%，肺术后动力性肠梗阻发生率高达7.3%，主要症状为腹胀，排便排气停止或减少。主要由麻醉、术后药物治疗或电解质失衡引起，主要机制有：①术中直接或间接的迷走神经损伤；②部分麻醉药物造成胃肠道运动下降和呼吸抑制导致缺氧；③术后钾摄入不足，致低血钾，使胃肠平滑肌张力降低，失去正常收缩能力，使蠕动减慢；④术前心肺功能较差的患者，术后右心负荷过大诱发右心功能不良导致胃肠道淤血引起胃肠功能障碍。

4.乳腺肿瘤手术导致的胃肠损伤

因手术创伤、麻醉刺激及术后情绪改变等所致。另外，在乳房重建术大网膜重建过程中，胃肠显露、牵拉等手术操作及医源性损伤等导致胃肠道功能暂时性受到抑制，引起胃肠功能损伤。

5.脊柱和四肢肿瘤手术导致的胃肠损伤

骨科肿瘤相关的手术也会导致胃肠黏膜损害、屏障功能破坏，以及胃肠道运动障碍为主要特征的胃肠损伤。该并发症会引发患者发生腹痛、腹胀、腹泻、便秘、胃排空延迟和肠梗阻等。相关因素包括如下。

（1）术前因素

①腹膜后血肿压迫，造成内脏自主神经功能紊乱，导致胃肠蠕动减慢或消失，引起腹胀；②行动不便，导致长期卧床休息，从而造成便秘、胃排空延迟和肠梗阻等。

（2）术中因素

麻醉、应激、术中手术器械敲击椎体产生的机械刺激通过传导作用引起胃肠神经功能紊乱。

（3）术后因素

疼痛、卧床、电解质紊乱等。

6. 颅脑及头颈肿瘤手术治疗导致胃肠损伤的机制

颅脑及头颈肿瘤术后导致的特异性胃肠损伤机制包括吞咽进食障碍后的营养并发症及神经内分泌因素导致的胃肠黏膜屏障受损、胃肠运动功能的障碍及肠道菌群失调。

副交感神经系统、交感神经系统和嵌入肠壁的内在肠神经系统等不同神经系统的调控异常都将对应特异性胃肠损伤模式。下丘脑-垂体-肾上腺轴（Hypothalamic-Pituitary-Adrenal axis，HPA）生理情况下受到糖皮质激素的负反馈。HPA轴的兴奋也造成机体对外源性应激因子的易感性增加，促使胃肠小血管痉挛，增加了应激性溃疡的概率。

甲状腺高功能腺瘤及甲状腺癌合并甲亢的患者，术后若出现甲状腺危象，大量甲状腺素入血对神经、循环及消化系统均可产生严重影响，可致膈肌和食管肌肉无力，胃壁运动功能障碍。

头颈及颅脑肿瘤术后吞咽进食障碍，长期不能进食导致胃肠损伤。

（三）其他有创治疗导致的胃肠损伤

1.内镜治疗导致的胃肠损伤

直接导致穿孔、出血的物理损伤；内镜治疗可导致术后电凝综合征/PEECS，由于重复的电凝止血和电切剥离黏膜下层组织，热量延伸到肠壁的固有肌层和浆膜层，造成透壁性烧伤，细菌通过暴露的创口进行播散，引起不同程度的炎性反应，导致局限性腹膜炎症状。

2.介入治疗导致的胃肠损伤

与血管造影剂不良反应或使用化疗药物引起的胃肠损伤相关。

七、其他治疗手段导致的胃肠损伤

（一）细胞免疫治疗导致胃肠损伤

细胞免疫治疗中细胞因子释放综合征（cytokine release syndrome，CRS）导致全身炎症反应升高，可能是导致胃肠损伤的机制之一。IL-6水平升高与sCRS的关键临床特征相关，包括缺氧、低血压、凝血功能障碍和器官系统衰竭，而缺血缺氧是导致胃肠功能障碍的原因之一。

（二）移植导致胃肠损伤

移植物抗宿主病（Graft-Versus-Host Disease，GVHD）是异基因造血干细胞移植后常见的并发症，主要机制为来源于供者的淋巴细胞攻击受者脏器产生的临床病理综合征。GVHD相关的急性胃肠损伤表现为恶心、呕吐、食欲不振、顽固性水样或血性腹泻、腹痛、白蛋白含量低、黄疸，严重者出现肠绞痛、便血和肠梗阻；慢性胃肠损伤表现为口腔食管干燥和溃疡，可伴口腔疼痛或口腔黏膜苔藓样变，食管病变可引起吞咽困难和疼痛，食管钡餐造影显示食管狭窄呈锥状改变。非亲缘异基因造血干细胞移植后并发aGVHD所致结肠炎，肠镜和病理活检示结肠黏膜充血水肿或上皮层坏死脱落，肠腔正常结构消失，直、结肠多发性溃疡，见较多淋巴细胞和浆细胞浸润，未见巨细胞病毒包涵体和巨细胞。

在胃肠道GVHD中，肠道巨噬细胞刺激树突状细胞释放IL-12，刺激宿主原始T细胞分化为Th1/1型CD8+T（Tc1）细胞和Th17/IL-17分泌细胞毒性T（Tc17）细胞而分泌IFN-γ。GVHD胃肠损伤与移植物穿孔素和颗粒酶介导的T细胞溶解有关。肠干细胞是移植物T细胞的主要GVHD靶点，IFN-γ诱导JAK1/STAT1通路激活促凋亡基因表达导致肠干细胞损伤。

（三）溶瘤病毒导致胃肠损伤

溶瘤病毒导致的胃肠损伤被认为是由抵抗局部抗原的T细胞过度刺激和增殖导致。

八、原发性损伤

胃肠肿瘤，包括胃癌、胃淋巴瘤、胃肠间质瘤、胃神经内分泌肿瘤、结直肠癌等，原发于胃肠黏膜上皮细胞或胃肠黏膜层或固有肌层，随着肿瘤进展可引发胃肠运动、消化吸收、黏膜屏障和微生态等改变，从而对原发部位造成损伤，产生一系列的症状。原发性胃肠损伤主要包括以下三个方面。

（一）胃肠道肿瘤直接导致的胃肠损伤

1.胃肠运动损伤

胃肠道肿瘤可合并胃排空延迟、麻痹性肠梗阻、机械性肠梗阻，腹膜后肿瘤侵犯神经可导致的急性假性结肠梗阻，神经内分泌肿瘤分泌组胺、5-HT、血管活性肠肽等多种激素可导致类癌综合征。

2.屏障功能损伤

肿瘤导致胃肠黏膜受损、局部炎症浸润或胃肠道梗阻导致黏膜水肿，可引起物理、化学和生物屏障破坏，还可继发局部感染、穿透、穿孔、出血、梗阻等相关急腹症。

3.消化吸收功能损伤

如壶腹部的梗阻可能影响胆汁和胰液排出，胃肠梗阻或黏膜水肿，影响消化吸收功能。

4.血运障碍

肿瘤压迫、浸润血管导致血管狭窄、血栓或瘤栓堵塞导致的血运障碍。

5.微生态异常

肠梗阻及抗生素使用导致微生态紊乱，甚至发生耐药的艰难梭菌大量繁殖。

中国肿瘤整合诊治技术指南（CACA）

6.全身功能状态

代谢紊乱、营养不良、贫血、恶病质、水电解质酸碱失衡、肿瘤周围感染、副肿瘤综合征、其他合并症或并发症、危重症状态等均可能使机体应对原发性损伤的器官系统功能储备能力和整体耐受性下降。

（二）引起胃肠道肿瘤的病因导致的损伤

炎症性肠病、遗传性胃肠道肿瘤等，如Crohn病可能导致难治性的肛门直肠周围脓肿；Peutz-Jeghers综合征可能引发肠套叠等。

（三）胃肠肿瘤的腹膜种植、腹膜后浸润

腹部恶性肿瘤的局部浸润、淋巴结转移、血行转移和种植转移可能导致腹膜或腹膜后受累，影响胃肠功能。

九、继发性损伤

（一）恶性肿瘤诱发的共性病理生理改变导致胃肠损伤

1.恶病质

晚期恶性肿瘤患者往往发生恶病质，表现为厌食、机体严重消瘦、贫血和全身衰弱并伴有胰岛素抵抗、炎性反应等。恶病质对胃肠道的影响主要表现为：①恶病质可破坏肠黏膜的完整性，导致通透性增加，细菌移位以及炎症和感染性反应的建立；②恶病质患者中肠道菌群水平下降，肠道微生态和胆汁酸、有机酸等的代谢产物可作为肠道的信号分子，直接活化肥大细胞导致低水平的炎症反应，并参与内脏高敏感性的病理生理学机制，导致肠道生物学屏障受损，降低肠道蠕动能力，还会影响脂肪酸吸收，刺激结肠分泌大量液体，引起腹泻；③恶病质患者糖、脂肪和蛋白质代谢紊乱；④恶病质患者存在神经内分泌紊乱：神经内分泌系统参与癌症恶病质的发生与发展，作为食欲控制中心的下丘脑、垂体和肾上腺发挥着重要的作用。

2.凝血功能障碍

肿瘤通过多种途径打破机体凝血、抗凝纤溶系统平衡，使机体处于高凝状态，外加一些抗肿瘤治疗可以加重这种失衡，导致血栓形成。放化疗抑制骨髓造血功能，导致血小板生成减少及糖皮质激素降低Fbg水平等治疗副作用可导致恶性肿瘤出血的发生。

处于高凝状态时，微循环中易形成大量微血栓，肠道黏膜微血管栓塞可致黏膜下点状出血，严重时形成多发性栓塞性溃疡。另外，恶性肿瘤患者易形成血栓栓塞，若发生在肠系膜上动脉主干或其分支，则可致肠管缺血缺氧坏死等改变。

处于继发性纤溶亢进期时，产生大量纤溶酶，FDP形成，并且缺氧、酸中毒、细胞因子和自由基产生增多可引起微血管损伤，血管壁通透性增高，可导致胃肠黏膜出血。此外，白血病时巨核细胞受抑制而血小板生成减少，凝血和纤溶功能异常，导致全身多部位多脏器出血，胃肠道受累可表现为呕血、黑便、便血。

3.癌性疼痛及疼痛治疗

癌性疼痛对胃肠道的影响如下。

（1）神经-体液介导胃肠损伤

疼痛能刺激脊神经反射弧产生反射性消化道功能抑制的副作用。疼痛刺激还可以引发应激反应，使交感神经活动性增加，引起消化道运动减弱，腺体分泌抑制，血流量减少，同时可以通过内脏神经或外周NO的释放抑制迷走神经达到抑制胃肠功能的目的，也可能在神经反射的过程中生成促炎因子引起神经炎症。随即刺激血液中的儿茶酚胺及皮质醇分泌，进一步引发血管度收缩，导致胃肠道发生严重的缺氧性损伤和缺血性损伤，使得正常的肠道上皮细胞损伤和肠道屏障破坏。

（2）治疗疼痛的非甾体抗炎药和阿片类药物可导致胃肠功能损伤

（3）心理因素导致的胃肠损伤

由于疼痛导致病人出现失眠、焦虑、易怒、不安，甚至出现失望无助的感觉，这种心理因素加之疼痛的不利影响会引起较为严重的胃肠道并发症。

4.感染或低灌注状态

危重患者全身血流重新分配，肠系膜血流减少，黏膜水肿，绒毛变短，黏膜上皮刷状缘细胞骨架发生破坏，消化液、消化酶分泌不足，消化、吸收功能下降。同时因机体免疫力下降而发生胃肠道感染，导致腹泻。另外，大量使用抗生素时会破坏肠道正常菌群，导致肠道菌群紊乱，生物屏障破坏，影响正常的消化和吸收功能而发生腹泻。

（二）各系统肿瘤导致胃肠损伤

多个系统的恶性肿瘤都能够导致胃肠损伤，包括肿瘤直接侵犯或转移、腹膜转移或腹膜后转移、胃肠运动和消化吸收功能受损、肠道菌群改变等。本部分将简要论述各系统肿瘤导致的胃肠损伤及其发生机制。

1.胃肠外消化系统肿瘤

（1）肝癌

有50%~90%发生肝外转移，4%~12%累及胃肠道，胃是最常见的脏器，其次为十二指肠和结肠侵犯；肝硬化引起的门静脉高压症可以合并门静脉癌栓而导致门静脉及肠系膜上静脉的血液回流不畅，从而引起肠淤血。小肠静脉瘀血时，肠蠕动减慢，消化吸收功能减退，严重者可出现肠坏死、肠穿孔等严重的肠损伤，肝癌破裂出血可致突然腹痛或剧痛。

（2）胰腺癌

胃肠道症状表现有：食欲缺乏、腹胀、消化不良、腹泻或便秘。癌肿侵及十二指肠可致上消化道梗阻或消化道出血。

（3）胆囊癌

胃、十二指肠、结肠受肿瘤侵犯时可有胃肠型，肠腔狭窄可导致部分或完全性肠梗阻，腹膜转移时可致腹水。

（4）腹膜间皮瘤

巨大腹腔包块易引起胃肠道梗阻、腹腔脏器粘连，导致腹胀、腹痛、恶心、呕吐等临床表现。

（5）腹膜转移癌

腹膜种植转移可穿透肠壁进入肠腔，尤其是发生在易累及腹膜腔的肿瘤，如卵巢癌、结肠癌和胃癌。肿瘤也可能血行播散至肠道，最常见的血行播散至小肠的肿瘤是黑色素瘤、肺癌、乳腺癌、宫颈癌、肉瘤和结肠癌，可引起梗阻、出血或顽固性疼痛。

2.泌尿生殖系统肿瘤

局部晚期的泌尿生殖系统肿瘤可压迫或直接侵犯邻近的胃肠道，导致胃肠道解剖结构完整性的破坏。女性生殖系统肿瘤，如卵巢癌、宫颈癌等可侵犯周围肠管。另外，由于卵巢癌具有亲浆膜特性，晚期或复发卵巢癌易发生于腹膜、胃肠浆膜及其系膜表面。

3.呼吸系统肿瘤

肺癌的胃肠道转移主要表现为出血、梗阻、穿孔，与受累的器官不同有关，出血最常见的部分是胃，而穿孔多发生于小肠，梗阻多发生于小肠与直肠。胃肠道穿孔主要是由转移导致的缺血和坏死，腔内的阻塞和高压引起的，因小肠供血丰富，是胃肠道转移中最常受累的器官。

4.神经系统肿瘤分为颅内肿瘤及椎管内肿瘤

脑-肠轴是联系胃肠道与中枢神经系统的重要通路。

中枢神经系统对胃肠道的调节主要通过自主神经和神经内分泌系统将调控信息传递到肠道神经丛或直接作用于胃肠平滑肌细胞，从而调整胃肠道各段平滑肌的活动。生理状态下，肾上腺分泌糖皮质激素（GC）对HPA轴有负反馈抑制作用，但在应激条件下，下丘脑促肾上腺皮质激素释放激素（CRF）分泌过多引起垂体促肾上腺皮质激素（ACTH）分泌增多，最终造成GC分泌过多，使HPA轴的负反馈机制失调，cRF、AcTH、Gc持续升高，表现为HPA轴功能持续亢进，引起机体损伤甚至疾病。其中，GC促进胃酸分泌而减少胃黏液分泌，HPA轴兴奋造成的胃肠道小血管痉挛，使胃黏膜坏死，以及HPA轴的亢进使得机体对外源性应激因子的易感性增加，导致胃肠损伤。中枢神经系统肿瘤的胃肠道并发症包括上消化道出血、呕吐、吞咽困难、腹泻、便秘、胃潴留等。上消化道出血的发病机制可能与应激时胃黏膜缺血性损伤及下丘脑胃酸分泌调节中枢受损，导致胃酸及胃蛋白酶分泌增加、胃内pH值改变，H^+对胃黏膜上皮细胞攻击造成损伤有关。而生长抑素能通过旁分泌途径间接抑制胃泌素或直接作用于壁细胞抑制胃酸分泌而使胃泌素、胃酸及胃蛋白酶的分泌受到抑制，使胃黏膜免受损伤。

椎管内肿瘤根据病变位置的不同，有不同的临床表现，骶节以上脊髓受压时产生便秘，而骶节以下脊髓受压时肛门括约肌松弛，可致大便失禁。盆腔神经鞘瘤或畸胎瘤可能压迫或推挤直肠引起胃肠功能损伤。

5.内分泌系统肿瘤

甲状腺髓样癌相关腹泻的发病机制与前列腺素、血清素和降钙素升高密切相关。胃肠道神经内分泌肿瘤可分泌生物活性胺和激素，引起激素综合征，还可引起纤维化和胃肠道出血。

胃泌素瘤以高胃酸分泌、顽固性溃疡和胰岛非β细胞瘤为特征，主要临床表现为消化性溃疡和腹泻，90%的病人有消化性溃疡的症状，60%的病人有出血、穿孔或幽门梗阻等溃疡并发症。

嗜铬细胞瘤伴发胃肠症状多为急性发作期。急性发作期，患者通常经历剧烈的腹痛和呕吐。嗜铬细胞瘤患者由于长时间的儿茶酚胺过载，出现全身多血管收缩或者肠系膜动脉痉挛，进而引发胃肠血供不足及蠕动减慢，从而诱发缺血性肠梗阻或感染性腹膜炎。高水平的儿茶酚胺能够直接影响胃肠蠕动，抑制胃肠道的舒张和幽门及回盲肠括约肌的收缩。严重者可能出现假性肠梗阻，腹部肠形，重度麻痹性肠梗阻，扩张小肠袢或巨结肠。

（三）血液系统肿瘤导致胃肠损伤

胃肠道是血液系统恶性肿瘤最常见的淋巴结外受累部位之一。

（1）淋巴瘤

淋巴瘤主要分为霍奇金淋巴瘤和非霍奇金淋巴瘤（NHL），前者极少累及胃肠道，后者累及胃肠道相对常见。可表现为肿块型、浸润型、溃疡型和由于缺乏包含性结缔组织增生反应而导致的邻近结构穿孔和侵袭。最常见的表现包括腹痛、厌食、消化不良、体重减轻、腹泻和发热，出血和穿孔较少发生。Mantle细胞淋巴瘤又称淋巴瘤性息肉病，表现为无数1~4 mm的黏膜小息肉累及一个或多个胃肠道部位。肠病相关T细胞淋巴瘤常为多灶性的，通常浸润空肠或近端回肠黏膜，导致溃疡性病变或以肠病为背景的结节性肿块、肠壁坏死，表现为乳糜泻、肠穿孔等。

（2）多发性骨髓瘤

胃肠道受累并不常见，表现为胃肠道淀粉样变或出血。

（3）髓外孤立性浆细胞瘤

4%的髓外孤立性浆细胞瘤发生在胃肠道，表现通常是由于肿块导致的腹痛、肠梗阻。

（4）髓样肉瘤

表现为息肉样肿块或肠壁增厚，伴有或不伴有溃疡，表现为肠梗阻。

（5）白血病

相关胃肠损伤主要包括白血病细胞浸润胃肠道所致的损伤、白血病的全身表现（贫血、出血、感染、脾大等）继发引起的胃肠损伤，以及治疗白血病过程中造成的胃肠损伤（主要包括化疗与骨髓移植）。表现为上消化道出血、胃肠道肿瘤（由白血病细胞复发或继发第二恶性肿瘤）、胃肠炎症、肠梗阻、腹膜炎、急性阑尾炎、肠道菌群紊乱、化疗和骨髓移植后相关胃肠损伤等。

十、胃肠损伤相关标志物研究

胃肠黏膜炎（GIM）是胃肠损伤的常见类型，由于目前缺乏胃肠黏膜炎诊断的标准，其发生率被严重低估。理想的GIM生物标志物应该能够反映胃肠损伤所引起的病变，譬如胃肠道上皮屏障功能紊乱、凋亡、炎症、纤维化及缺血等，从而辅助诊断并评估GIM的严重程度。理想的生物标志物还需具备以下特征：①易于获取、无创及方便多次检测的；②存在于正常组织中并只在GIM发生时产生变化，比如增高或降低等。因此，最合适的生物标志物应来源于患者的血液、唾液或者粪便中，便于收集且能够迅速进行检测。

（一）潜在的血液样本生物标志物

1. 瓜氨酸

血浆或血清瓜氨酸有望成为胃肠黏膜炎的潜在标志物之一，特别是反应小肠的损伤。血浆中瓜氨酸含量与小肠长度相关，能反映小肠细胞数量和小肠吸收能力，且不受患者炎症状态或营养摄入影响。然而，肾衰会导致血液中的瓜氨酸水平升高，所以合并肾衰竭的情况下（肌酐清除率低于50 ml/min），血浆瓜氨酸水平不能用作GIM的生物标志物。

2. 细胞因子

胃肠黏膜炎通常伴随着细胞因子含量的升高，在接受化疗和放疗的患者中，促炎性因子的表达水平具有一定的预测价值，如TNF-α、IL-8等。然而，细胞因子水平并非黏膜炎的特异性指标，细胞因子水平作为GIM标志物的可靠性和诊断特异性均较低。

3.肠脂肪酸结合蛋白和回肠胆酸结合蛋白

肠细胞中存在的肠脂肪酸结合蛋白（I-FABP）和回肠胆汁酸结合蛋白（I-BABP）都是由死亡的成熟肠上皮细胞释放的，因此也有可能作为肠上皮细胞丢失的标志物，能够反映人体组织样本和血液样本中肠的损伤。

在接受造血干细胞移植前预处理的患者群体中，瓜氨酸与I-FABP和I-BABP联合检测，不仅能评估小肠上皮细胞数量，还可能评估小肠上皮细胞的更新。

（二）潜在的粪便样本生物标志物

1.粒细胞标志蛋白

粪便中的钙卫蛋白和钙粒蛋白（S100A12）都是粒细胞标志蛋白，同时是肠道炎症的潜在相关标志物。粪便钙卫蛋白或钙粒蛋白有可能成为放射性肠炎的生物标志物。而化疗性黏膜炎患者经常出现中性粒细胞减少，因此其不适合用于作为化疗相关黏膜炎的标志物。

2.胃肠道微生态失调

放疗、化疗常导致肠道微生物菌群的改变，而胃肠微生态的异常能够反过来影响胃肠上皮屏障的完整性，胃肠道微生物变化作为临床生物标志物还需进一步研究确认。

（三）通过呼气实验测试肠道损伤

蔗糖呼气实验：^{13}C-蔗糖呼气测试（SBT）是小肠消化酶和肠上皮细胞的潜在标志物，能反映小肠功能，测试确定黏膜炎严重程度，如果肠道受损，呼气中的 $^{13}CO_2$ 量将减少。SBT 有着较好的有效性，但诊断准确性尚需进一步验证。

十一、合并胃肠肿瘤的多发肿瘤遗传易感性

全身肿瘤存在遗传易感性的分子机制导致胃肠肿瘤或炎症性肠病发病率增加也可认为是胃肠损伤的一种类型。

（一）全身肿瘤与胃肠肿瘤的共享遗传易感性

1.免疫和炎症相关基因

CTLA-4 是免疫球蛋白超家族中最基本的免疫抑制因子之一，CTLA-4-1661A/G 多态与癌症风险增加显著相关，GA 相较于 AA 型，胃癌风险增高 1.65 倍。

2.DNA 合成修复相关基因

BRCA1 和 BRCA2 是 DNA 损伤修复的关键蛋白，BRCA1 的致病性变异（PVs）与男性胃癌和结直肠癌的风险有关，BRCA2 PVs 与男性胃癌的风险增加相关。

TP53 作为人体的抑癌基因，TP53 密码子 72 多态性的 Pro/Pro 基因型与胃癌和结直肠癌的风险增加相关。

侧翼核酸内切酶 1（FEN1）作为一种 DNA 修复蛋白，与 AA 基因型相比，FEN1-69GG 和 GA 基因型与胃肠癌风险增加相关；与 4150TT 基因型相比，4150GG 和 GT 基因型的发病风险增加了 1.86 倍和 1.54 倍。

MUTYH 基因编码参与氧化 DNA 损伤修复的 DNA 糖基化酶，MUTYH 基因型 AluYb8 可能与中国人群胃癌发生有关。

与 FEN1-69A 和 4150T 等位基因相比，FEN1-69G 和 4150G 等位基因与正常胃肠道组织中 FEN1 mRNA 表达显著降低相关。与 69AA 携带者相比，69GG 基因型携带者发生肝癌、食管癌、胃癌的风险均显著升高。4150G>T 多态性也观察到类似的结果。

3.代谢相关基因

MTHFR 基因是维持细胞内叶酸稳态和代谢的关键酶，MTHFR C677T（rs1801133）TT 基因型与胃癌和结直肠癌的风险增加相关。

（二）全身肿瘤与炎症性肠病合并的共享遗传易感性

炎症性肠病（inflammatory bowel disease，IBD）是一种慢性非特异性炎症性疾病，包括溃疡性结肠炎与克罗恩病。IBD通常被认为是由遗传易感宿主对共生微生物不适当的持续炎症反应引起的。某些易感基因同时是IBD和部分肿瘤发生的风险因素，包括自噬相关基因（*NOD2/CARD15*、*ATG16L1*、*IRGM*、*LRRK2*）、免疫和炎症相关基因（*IL23R*、*IL10RA*、*PTPN22*）等。

第三章

肿瘤相关胃肠损伤的 诊断和鉴别诊断

一、肿瘤本身所致胃肠损伤的诊断与鉴别诊断

（一）肿瘤相关性胃肠道症状

肿瘤相关胃肠损伤是指肿瘤发生发展过程中，直接侵犯和/或通过循环、营养及精神心理等因素对胃肠道产生的结构和/或功能破坏。包括反流、恶心、呕吐、吞咽困难、呃逆、腹痛、便秘、腹泻等。

1.反流

指在无恶心干呕和不用力的情况下，胃内容物的逆向运动，可流入口腔或咽部，是胃食管动力障碍的主要临床表现之一。

辅助检查：上消化道内镜检查结合病理活检可以明确胃、食管肿瘤的累及情况，超声内镜对肿瘤侵及消化道及毗邻情况可进行直接评估。此外，电子计算机断层扫描（CT）等影像学可进一步评估消化道肿瘤局部及远处转移情况、消化道外肿瘤。

临床诊断：具有新近出现和进行性加重的反流症状需要考虑，通常在内镜、病理活检及影像学评估后确诊。

鉴别诊断：需与胃食管反流病进行病因鉴别。结合内镜及病理评估消化道占位及性质，影像学对明确消化道肿瘤的侵及范围及消化道外肿瘤有重要意义。

2.恶心、呕吐

呕吐由中枢神经系统反射引起，通过胃、食管和膈肌的运动将胃内容物有力地推向口腔，呕吐前常有恶心表现。

辅助检查：血常规、肝功能、肾功能、电解质、甲状腺功能是明确恶心、呕吐原因具有重要提示作用的实验室检查。如肝胆肿瘤患者所致呕吐可以出现肝功能异常，肾脏肿瘤患者呕吐可以出现血清肌酐和尿素氮升高，一些内分泌肿瘤，如肾上腺肿瘤可出现血电解质异常，垂体肿瘤可能引起甲状腺素水平降低等。上消化道内镜结合病理活检可以对消化道肿瘤进行诊断。颅脑CT、腹部计算机断层扫描（CT）、超声等影像学可进一步评估病灶性质及侵及范围。

临床诊断：当诱因不明的恶心、呕吐进行性加重时需要考虑。在实验室检查、内镜联合病理、影像学评估后确诊。

鉴别诊断：需与急性胃肠炎、消化道梗阻、胰腺炎、慢性咽炎、高血压脑病、糖尿病酮症酸中毒、肾功能衰竭、甲状腺减低、皮质醇功能减退症、周期性呕吐综合征等进行病因学鉴别。体格检查、实验室检查可以对呕吐病因及累及脏器做出重要提示，结合内镜、病理及影像学进一步明确疾病性质。

3.吞咽困难

食物从口腔至胃、贲门运送过程中受到阻力而产生咽部、胸骨后或剑突部位的梗阻和停滞的感觉，称为吞咽困难。

辅助检查：上消化道内镜检查结合病理活检可对胃食管肿瘤情况进行评估。电子计算机断层扫描（CT）等影像学可进一步评估消化道肿瘤局部及远处转移情况、消化道外肿瘤。颅脑部位的核磁共振（MRI）对可能的中枢肿瘤因素所致吞咽困难有重要诊断意义。

临床诊断：结合上消化道内镜、病理可以对胃食管部位肿瘤做出诊断。CT可以显示食管外占位所致吞咽困难。MRI可以在排除常见的局部原因后选择，对可能的中枢肿瘤有诊断意义。

鉴别诊断：需与贲门失弛缓症、脑血管疾病相关吞咽困难、皮肌炎/硬皮病/肌无力所致吞咽困难、功能性吞咽困难做病因鉴别。在近期出现的吞咽困难进行性加重时需要考虑肿瘤所致吞咽困难，结合内镜、病理及影像学进一步明确。

4.呃逆

呃逆即打嗝，指气从胃中上逆，喉间频频作声，声音急而短促，是由横膈膜痉挛收缩引起的。

辅助检查：上消化道内镜检查结合病理活检可对胃肠道肿瘤情况进行评估。CT等影像学可进一步评估膈肌周围情况及可能出现的中枢占位。

临床诊断：结合上消化道内镜、病理可以对胃食管部位肿瘤做出诊断。CT可以对膈肌周围的肿瘤病变做出显示。MRI可以对中枢肿瘤有重要诊断提示。

鉴别诊断：需与侵及膈肌周围的炎症性病变（如肺炎、膈下脓肿等）、膈肌痉挛等鉴别。在消化内镜、影像学明确占位，结合影像学改变特征及病理学结果可做出鉴别。

5.腹痛

腹痛的性质与病变所在的脏器、病变性质有关。绞痛常常表示空腔脏器的梗阻，胀痛则通常是由于内脏包膜张力的增大、系膜的牵拉或者空腔脏器的扩张。腹痛的部位和脊髓的阶段性分布有关，通常情况下疼痛部位即为病变部位。但相比于躯体感觉，内脏感觉定位不准确，需要依据具体情况加以分析。

辅助检查：上消化道内镜检查结合病理活检可对胃肠道肿瘤情况进行评估。CT等影像学可进一步评估腹腔及其他脏器情况。

临床诊断：腹痛的伴随症状是重要的判断依据，当近期出现腹痛，尤其合并腹水、黑便/血便、呕吐、不明原因贫血等警报征象时，需要考虑肿瘤所致腹痛。在肿瘤患者中，腹痛可以是慢性病程并进行性加重，如肠道肿瘤进行性加重的梗阻症状；也可以是急性病程，尤其是伴随感染、穿孔等情况。

在结合消化道内镜、病理可以对胃肠道肿瘤做出诊断。CT可以对腹腔脏器肿瘤占位提供重要依据。

鉴别诊断：需要与感染性及非感染性炎症（如胃肠炎、胰腺炎、胆囊炎等）、腹部血管疾病、妇产科疾病（如宫外孕、盆腔炎等）、脏器梗阻扭转、泌尿系结石、功能性疾病等相鉴别。在病史及临床表现评估后，结合实验室检查可初步判断。内镜及影像学检查可明确占位，结合病理结果做出鉴别。

6.便秘和腹泻

便秘包括排便次数减少、排便费力、大便干结、排便不尽感、肛门堵塞感和需要药物或者手法辅助排便等临床表现。腹泻是指排便次数明显超过日常习惯的频率，大便稀薄，水分增加，常常伴随有未消化的食物、排便急迫感、肛门不适等症状。

辅助检查：内镜检查及活组织病检是胃肠道肿瘤的诊断依据。CT等其他影像学检查可辅助诊断并评估周围脏器。

临床诊断：具有近期出现的便秘/腹泻患者，尤其是存在腹水、黑便/血便、呕吐、不明原因贫血等警报征象时，需要考虑肿瘤相关便秘/腹泻。通常依据影像学检查及内镜取样活检可以做出诊断。一些神经内分泌肿瘤，如胃泌素瘤、胰腺血管活性肽瘤、胺前体摄取脱羧细胞瘤等可通过实验室激素水平测定和在影像学中获得证据，通过病理进行诊断明确。

鉴别诊断：需要进行病因鉴别，如功能性肠病、胃肠道感染、甲状腺功能亢进、慢性胰腺炎、肠道吸收不良、药物相关便秘/腹泻等。通过病史及临床表现可做出初步鉴别，内镜、影像学特征结合病理检查可做出鉴别。

（二）肿瘤相关性胃肠急腹症

1.肠梗阻

肿瘤导致的肠内容物通过障碍称为肠梗阻。根据梗阻原因可分为机械性肠梗阻、动力性肠梗阻、血运性肠梗阻、假性肠梗阻。

临床表现为"痛、吐、胀、闭"四联征。体格检查：腹部不对称或固定包块提示闭襻性肠梗阻，固定部位压痛需警惕绞窄性肠梗阻，如出现肌紧张等腹膜炎表现提示绞窄性肠梗阻；肠鸣音亢进、可闻及气过水声是机械性肠梗阻的典型表现，肠鸣音弱多为动力性肠梗阻或者肠梗阻发生绞窄。实验室检查：可见水、电解质与酸碱平衡的紊乱，感染指标的升高需警惕绞窄性肠梗阻。影像学检查：立位腹平片可见局段肠段内气液平面，根据远端结肠内有无气体，提示不全性或完全性肠梗阻；腹部CT根据肠道近端扩张积液与远端萎陷的交界区可判断梗阻部位与可能原因，增强CT肠系膜上动静脉内充盈缺损、截断提示肠系膜血运障碍。

肠梗阻需要与急性胃肠炎、胆石症、泌尿系结石、急性胰腺炎等相鉴别。结合病史、查体及腹部B超、立位X线片，尤其CT等影像学检查有助于鉴别诊断。

2.幽门梗阻

肿瘤导致的幽门通过障碍致胃内容物潴留。

临床表现为上腹胀满、呕吐宿食，完全性幽门梗阻时呕吐物内无胆汁。体格检查：可见胃形以及蠕动波，叩呈鼓音或浊音，可及振水音，胃肠减压可抽得大量胃液。影像学检查：胃扩张、可见气液平面，十二指肠以下肠道萎陷，口服泛影葡胺溶液不能通过幽门，肿瘤所致可见胃窦部、幽门区软组织肿物影。胃镜：可见胃内容物潴留，根据幽门结构有无异常，可鉴别肿瘤、十二指肠溃疡所致幽门梗阻或功能性胃排空障碍所致潴留。

3. 贲门梗阻

肿瘤导致贲门区食物通过受限。

临床表现为渐进性吞咽困难、进食哽咽、呕吐等。体格检查及实验室检查：可有不同程度脱水、营养不良表现。影像学检查：可见食道下段扩张，气液平，造影剂通过困难，潴留。肿瘤所致可见食道胃交界区软组织肿物影。胃镜：根据贲门区结构有无异常，可鉴别肿瘤、良性狭窄所致贲门梗阻或贲门失迟缓等功能性疾病所致贲门梗阻。

4. 肿瘤相关性胃肠出血

肿瘤导致的胃肠道血管破损，血液进入胃肠道。

临床表现为呕血、黑便，甚至便血，渐进性贫血。急性、大量的失血可导致低血容量，甚至休克。体格检查：可见贫血貌，肛门指诊可见血迹或黑便。辅助检查：血常规不同程度的贫血表现，粪便常规可见红细胞或隐血（+）。影像学检查可发现胃肠道新生物或肿瘤侵及胃肠道的征象，内窥镜检查可发现食道、胃、十二指肠，以及结肠、直肠、肛门病变，可进行活检，并局部采取止血措施。对于内窥镜难以发现的小肠出血病灶，可通过血管介入检查。出血的血管表现为造影剂外溢，发现后可同时给予出血血管栓塞治疗。需与急性坏死性肠炎、食管胃底静脉曲张破裂出血等相鉴别。

5.肿瘤相关性肠缺血坏死

肿瘤压迫或肿瘤相关性肠道动脉血栓栓塞导致肠组织坏死。

临床表现为肠系膜动脉栓塞三联征包括：剧烈急性腹痛、既往有器质性心脏病或肢体动脉栓塞史、强烈的胃肠道排空症状（如频繁呕吐及腹泻），可以作为诊断SMAE（superior mesenteric artery embolism，SMAE）的重要依据。早期腹痛症状与体征严重不符，这是SMAE特点之一。实验室检查中血清乳酸与D-乳酸水平的测定、肠型脂肪酸结合蛋白、D-二聚体的测定对SMAE早期诊断有一定意义。CT SMA血管造影是首选的检查方式，准确率可以达到95%~100%，可鉴别有无肠道血运障碍。需与狭窄型小肠梗阻及非闭塞性急性肠缺血等相鉴别。

6.肠套叠

一段肠道及其系膜套入其相连远端肠管腔内。肿瘤是成人肠套叠的主要原因。肠壁肿瘤被肠道运动向远端肠腔推移，携带基底部肠道套入远端肠道内。

临床表现为腹部绞痛、腹部包块和血便。查体可见腹部压痛性包块，可见肠梗阻的体征。通过B超、CT等影像学检查可见腹腔包块，表现为"靶环征"等肠管套入的征象。

7.胃肠道穿孔

肿瘤导致胃肠道透壁性破损，胃肠内容物外溢至胃肠腔外。

临床表现为突发剧烈腹痛并蔓延至腹腔其他部位。腹部查体："压痛、反跳痛、腹肌紧张"腹膜刺激三联征，实验室检查感染指标升高，立位腹平片可见特征性膈下游离气体征象，腹部CT可见腹腔游离气体、胃肠道外的气液平面；如穿孔至腹膜后，可见腹膜后积气、渗出。并可发现胃肠道穿孔部位异常征象，如胃肠道肿物。需与急性胆囊炎、急性胰腺炎等相鉴别。

（一）放疗相关性胃肠损伤

由于放疗过程中，一定剂量放射暴露导致胃肠损伤进而引起一系列并发症，多发生在盆腔、腹腔、腹膜后等接受放疗后的部位。

临床表现：急性放射性胃肠损伤主要表现为腹痛、腹泻、便血、恶心、呕吐、吞咽困难等非特异性消化道症状，严重者可伴有消化道穿孔引起的急性腹膜炎表现。慢性放射性胃肠损伤主要表现为反复腹痛、腹泻、乏力、腹胀、消化不良、贫血、消化道出血，严重者可出现肠梗阻、肠瘘等疾病症状。

辅助检查：内镜检查及活组织病检是放射性胃肠损伤必要的检查及严重程度分级依据。内镜检查可见黏膜苍白、黏膜脆弱、毛细血管扩张、溃疡、狭窄等符合放射性损伤的黏膜特征。镜下组织学表现包括：弥漫性胶原沉积伴黏膜层和浆膜层增厚、炎症细胞浸润、血管硬化和闭塞性血管炎等。急性放射性胃肠损伤患者，可采用急性放射反应评分标准（RTOG/EORTC）进行分级；而慢性放射性胃肠损伤的内镜评价可依照维也纳评价标准。除此之外，CT、MRI及消化道造影等其他影像学检查可辅助诊断，并对原发肿瘤治疗效果进行评估。

临床诊断：具有腹盆腔放疗史的患者出现恶心、呕吐、腹痛、腹泻或消化道出血时，应考虑放射性肠损伤可能。确诊通常依据影像学检查或内镜取样活检发现放疗射野相对高剂量区域胃肠段炎症。

鉴别诊断：取决于临床表现并结合既往放射治疗的相对高剂量照射区域分布进行综合考虑，主要需与新发/复发肿瘤、感染性炎症相鉴别，结合病理检查能够帮助进一步明确。

（二）化疗相关性胃肠损伤

1.化疗相关性恶心、呕吐

化疗相关性恶心、呕吐（chemotherapy-induced nausea and vomiting，CINV）按发生时间可分为急性、延迟性、预期性、爆发性、难治性5种临床类型。采集症状发生的时间、诱因、呕吐特点、呕吐物性质及化疗史，判断恶心、呕吐的原因、分级、类型。通过体格检查排除颅内高压、前庭功能障碍、脑膜刺激征、肠梗阻，明确是否有可疑性包块、腹膜炎体征等。通过实验室检查、影像学检查排除器质性疾病。需与其他原因导致的恶心、呕吐相鉴别。

2.化疗相关性腹泻

化疗相关性腹泻（chemotherapy induced diarrhea，CID）是指化疗药物引起的排便次数明显超过平时习惯（>3次/日），粪质稀薄，含水量明显增加，大便可伴有黏液、脓血或未消化的食物。急性腹泻病程在2~3周内，而慢性腹泻（chronicdiarrhea）指病程超过4周，或间歇期在2~4周内的复发性腹泻。CID分级推荐使用WHO腹泻分级标准。了解腹泻发生的时间、诱因、24小时内排便次数、大便形状、性状及化疗史，判断腹泻病因及分级；通过体格检查及辅助检查（包括粪便常规检查、隐血试验、粪便培养、病原学检测及内镜检查等）排除其他原因导致的腹泻。需要与肿瘤、靶向治疗、免疫治疗、激素相关治疗、放疗、肠内营养、腹腔丛神经阻滞、外科手术等引起的腹泻相鉴别。

3.化疗相关性便秘

在化疗期间出现的慢性功能性便秘，诊断主要采用罗马Ⅳ诊断标准。①必须包括以下2项或2项以上：至少25%的排便感到费力；至少25%的排便为干球粪或硬粪；至少25%的排便有不尽感；至少25%的排便有肛门直肠梗阻感和/或堵塞感；至少25%的排便需手法辅助，每周自发排便<3次。②不用泻药时很少出现稀便。③不符合肠易激综合征的诊断标准。

通过体格检查（包括直肠指检）及辅助检查（粪便常规、隐血试验检查、腹部平片、结肠镜检查）排除其他原因导致的便秘。

需与肿瘤导致的梗阻性便秘、炎性肠病导致的便秘、放疗导致的便秘、阿片类药物诱导的便秘、本身肠道疾病导致的便秘（结肠憩室、巨结肠、结肠冗长等）、内分泌和代谢性疾病导致的便秘、非化疗药物导致的便秘相鉴别。

4.化疗相关性肠梗阻

在化疗过程中出现腹痛、呕吐、腹胀、排气排便停止等症状，通过实验室检查及影像学检查排除器质性病变及其他类型肠梗阻。

需与放疗后肠梗阻、恶性肠梗阻（malignantbowelobstruction，MBO）等进行鉴别；一般推荐腹部X线检查、CT扫描作为肠梗阻影像学鉴别的方法。

5.化疗相关性胃肠出血

症状因出血部位和出血速度不同而异，常表现为呕血与黑便、失血性休克、精神萎靡、烦躁不安、意识模糊、尿少或无尿、发热等。

根据病史、临床表现，结合实验室和影像学检查，基本可以做出化疗相关性消化道出血的临床诊断。呕血与黑便首先应与鼻、咽、喉、口腔等部位出血鉴别；呕血还应与咯血相鉴别。需与合并幽门螺杆菌感染患者消化性溃疡出血、长期服用低剂量阿司匹林和抗血小板药物相关上消化道出血、NSAID相关上消化道出血、长期应用NSAID且幽门螺杆菌阳性患者上消化道出血、上消化道血管病变相关出血及再出血患者的预防性治疗、特发性消化性溃疡出血等相鉴别。

6.化疗相关性胃肠穿孔

化疗相关性胃肠穿孔临床表现为刀割样腹痛、短时间疼痛蔓延至全腹，部分患者伴休克症状。腹部触诊呈板状腹。B超、腹穿、X线、CT等有助于诊断。需与消化性溃疡穿孔、药物性上消化道穿孔等相鉴别。

7.化疗相关性缺血性结肠炎

化疗相关性缺血性结肠炎是由于结肠血管闭塞性或非闭塞性原因，导致结肠血流灌注严重减少，不能满足代谢需求的一组疾病。以急性腹痛、腹泻和便血为主要临床表现，严重者可表现为肠梗阻或肠坏死穿孔等。包括一过型、狭窄型和坏疽型，其中以一过型最为常见。与结肠缺血有关的化疗药物包括紫杉醇、长春瑞滨和铂类等。

本病主要通过病史、体征、实验室检查、影像学检查、内镜及病理学检查等进行综合诊断。需与胆囊炎、消化性溃疡合并穿孔、溃疡性结肠炎、克罗恩病、放射性肠炎等相鉴别。

（三）中医药治疗相关性损伤

中药治疗导致的胃肠道损伤主要表现为恶心、呕吐、腹胀、腹痛、腹泻、胃肠不适、非特异性胃肠疾病等。此外，中药灌肠若温度与输注药物速度不当，可能会导致肠黏膜出血损伤。患者近期或正在使用相关中药行肿瘤治疗，在排除肿瘤本身及合并用药、手术、放疗等导致的相关损伤后，停止使用相关中药后相关症状及体征好转或未进展可明确诊断。

（四）免疫治疗相关性胃肠道损伤

免疫治疗相关性肠炎

肿瘤免疫治疗期间频繁出现非血性腹泻及恶心、呕吐和食欲下降等消化道症状。临床表现为水样、非血性腹泻，与其他结肠炎相比，免疫治疗诱导的肠炎出血的频率较低。排便频率可达4至6次，甚至失禁。可伴有恶心、呕吐和食欲下降。本病通过粪便培养、艰难梭菌毒素检测、腹部CT检查及内镜活检等与伪膜性肠炎、炎性肠病及感染性、缺血性肠炎等相鉴别。

（五）靶向治疗相关性胃肠道损伤的诊断及鉴别诊断

1.靶向治疗相关性腹泻

指应用靶向药物治疗期间患者排便次数明显超过日常的频率，粪质稀薄，水分增加，或含有未消化食物或脓血及黏液。患者有明确的使用靶向药物病史，外周血白细胞计数明显升高，行便常规、粪便隐血试验、影像学检查及肠镜检查有助于诊断。需与慢性胰腺炎、感染及炎性肠病等导致的腹泻相鉴别。

2.靶向治疗相关性便秘

应用靶向药物期间粪便通过大肠时运动减慢，导致肠道蠕动减慢、粪便干硬。完善便常规、粪便隐血试验、肿瘤标志物、肛门直肠指检、肛门镜及肠镜检查有利于诊断及鉴别诊断。对于慢性便秘患者，必要时可行胃肠传输试验、排粪造影、肛管直肠测压、盆底肌电图检查、结肠压力监测等。需与结直肠良恶性肿瘤、假性肠梗阻、先天性巨结肠、慢传输型便秘、放射性直肠炎相鉴别。

3.靶向治疗相关性急腹症

肠系膜动脉栓塞、肠坏死、消化道穿孔：患者突发上腹部剧烈疼痛，疼痛性质呈"刀割样"，迅速波及全腹部，患者面色苍白、出冷汗，常伴有恶心、呕吐。严重时可伴有血压下降、心率增快等感染性休克表现。查体时可见患者表情痛苦，取屈曲体位，腹式呼吸减弱或消失，全腹部压痛，但常以穿孔处为重，腹肌紧张呈"板状腹"，反跳痛明显，肠鸣音减弱或消失。实验室检查可见白细胞计数增高，行立位X线检查膈下可见新月形游离气体影。需与急性胆囊炎、急性胰腺炎、急性阑尾炎相鉴别。

4.消化道出血

靶向治疗导致消化道出血的临床表现与出血量及出血速度相关，出血量少者仅有黑便，出血量大且出血速度快时可伴有呕血，颜色呈红色，便血颜色呈黑色，便血前后可伴头晕、眼前发黑、心慌、全身乏力，严重者可出现晕厥甚至休克症状。短时间内出血量达800 ml时，患者可表现为烦躁不安、脉搏细速、呼吸急促及四肢湿冷等失血性休克的临床表现。腹部体征不明显，听诊肠鸣音增强，行血常规检测红细胞计数、血红蛋白及红细胞比容进行性下降有助于评估出血速度及出血量。需与胃十二指肠溃疡出血、食管胃底静脉曲张破裂、胃癌出血、应激性溃疡出血相鉴别。

（六）肿瘤生物治疗相关胃肠道损伤诊断与鉴别诊断

1.中性粒细胞减少性肠炎

中性粒细胞减少性肠炎（neutropenic enterocolitis NE）是由严重骨髓抑制所致的小肠和结肠穿壁性炎症。为淋巴瘤自体造血干细胞移植常见并发症，发生率约为12%。

该病通常存在淋巴瘤自体造血干细胞移植相关病史及发热和腹痛、腹泻、肠梗阻等临床表现，血常规检查可见中性粒细胞减少。可通过艰难梭菌毒素检查以排除伪膜性肠炎，同时与急性阑尾炎、急性胃肠炎、局限性回肠炎、急性肠系膜淋巴结炎相鉴别。

2.生物治疗相关性腹泻

生物治疗期间出现腹痛、里急后重、水样泻、血便、黏液便等临床表现，可伴发热，同时可排除感染、肠道出血等引起的腹泻。需与急性细菌性痢疾、病毒性胃肠炎等相鉴别。

3.急性移植物抗宿主病（aGVHD）

移植物抗宿主病（graft-versus-host disease，GVHD）是骨髓移植（BMT）后出现的多系统损害（皮肤、食管、胃肠、肝脏等）的全身性疾病，是造成死亡的重要原因之一。通常发生在移植后1个月之内，主要有皮疹、黄疸、腹泻三大表现，轻症患者可仅表现为面积大小不等的皮疹，严重的可出现全身黄疸，大量水样泻，肠黏膜坏死，危及生命。

诊断除临床表现、病理等依据之外，需与感染、VOD、药物等其他因素引起的消化道症状相鉴别。

（七）外科治疗相关胃肠道损伤

外科治疗过程中引起的围手术期胃肠道损伤，通常与手术中直接或非直接接触相关，常见的有肠梗阻、消化道或吻合口出血、吻合口漏等器质性变化，以及胃肠功能性紊乱等非器质性改变。

临床表现为腹痛、腹胀、消化道出血、恶心、呕吐、腹泻、停止排气排便等特异性消化道症状，严重时可能出现发热、乏力等全身非特异性症状。

辅助检查：腹部影像学检查、内镜检查及实验室检查有助于相关诊断。腹部CT对消化道穿孔及梗阻的初步判断尤为重要，可提供损伤的间接证据，如气腹征、腹膜炎等；消化道造影可明确是否存在消化道瘘及吻合口狭窄；腹部立位片有助于肠梗阻、消化道穿孔的诊断。内镜检查可直观反映消化道损伤部位、判断损伤类型，具有较高的治疗价值。除此以外，实验室检查中，红细胞、血红蛋白和血细胞比容的下降可提示可能有出血事件的发生；吻合口漏、肠梗阻时白细胞及中性粒细胞数量、C反应蛋白、降钙素原等感染指标升高；粪便检查可协助诊断肠道菌群失调、消化道出血；引流液的胆红素、淀粉酶测定有助于胆瘘以及胰瘘的诊断；电解质、转氨酶、白蛋白等指标可反映患者的全身状态。

临床诊断：外科治疗相关胃肠道损伤病因复杂、影响因素多，其诊断需结合具体的病史、症状、体征及辅助检查综合判断。及时有效的识别是防治严重外科治疗相关胃肠道损伤的前提和关键。在排除器质性病变后，需考虑术后胃肠道功能恢复障碍。

鉴别诊断：主要依靠具体的病史、症状、体征、术中情况及辅助检查。其中，外科手术相关胃肠道损伤的原因可从引流液的量和性质上甄别。如吻合口漏可表现为吻合口周围引流液浑浊、气味改变；腹腔内出血可表现为引流出褐色或暗红色液体；不同的消化道瘘中，瘘管可分泌出不同性质的液体，胆漏中可见黄色胆汁样引流液，胰瘘中可见黄白色引流液，结肠瘘时可见粪样引流液。如同时出现腹痛、呕吐、腹胀、排气排便消失等症状时应高度重视肠梗阻，可通过呕吐物的气味及形状来初步判断梗阻位置，注意甄别血运性肠梗阻。

（八）介入治疗相关胃肠道损伤

介入治疗相关的胃肠道损伤多与操作不当引起的机械性副损伤及介入相关血供改变导致的组织损伤有关。

血管性介入技术相关的胃肠道损伤临床表现为栓塞过程中肿瘤坏死出血、非目标血管的栓塞导致的相应肠段缺血坏死等。非血管性介入技术相关的胃肠道损伤主要表现为肿瘤经皮射频消融技术中对于瘤周附近正常胃肠管壁的热损伤造成的管壁炎性改变，严重时可出现穿孔。金属内支架置入术相关的胃肠道损伤包括由于器械粗糙或操作不当造成的胃肠损伤出血、破裂穿孔，以及支架支撑力不足或黏膜过度增生造成的再狭窄或机械性肠梗阻。

辅助检查：影像学检查有助于介入治疗相关胃肠道损伤的诊断，其中腹部CT有助于瘤周血供、穿孔、支架周围情况的初步判断。数字减影血管造影（digital subtraction angiography，DSA）可更加明确判断是否出现非目标血管的栓塞及栓塞剂的反流。除此以外，内镜检查可直观地判断胃肠道黏膜的情况及金属内支架位置，同时有一定的治疗价值。实验室检查可辅助判断胃肠道损伤的严重程度。

临床诊断：介入治疗后出现剧烈的腹胀、腹痛、排气排便消失、血便等症状需高度警惕介入治疗相关胃肠道损伤，及时的影像学检查是确诊介入治疗相关胃肠道损伤的关键。

鉴别诊断：主要需与栓塞后综合征相鉴别。栓塞后综合征（postembolization syndrome，PES）表现为器官动脉栓塞后因组织缺血坏死引起的发热、恶心、呕吐、肝区闷痛、腹胀、厌食等症状。同时经肝动脉栓塞化疗术后呕吐等会导致黏膜撕裂出血、消化性溃疡加重、门静脉高压性食管胃底静脉曲张破裂出血等上消化道出血。

（九）内镜治疗相关胃肠道损伤诊断及鉴别诊断

1.内镜治疗相关胃肠道出血

按照出血所发生的时间，可将其分为术中出血和术后出血（迟发性出血）两种情况。术中出血指手术当日或次日血红蛋白降低 20 g/L，此类出血与手术操作技巧、手术难度、手术部位等因素相关，一般在 ESD 中较为常见。术后出血多发生在术后 2 天，其与抗凝药物的使用、患者年龄、手术时间及黏膜和肌层的损伤程度等有关。对于出血的判断一般根据内镜下治疗的病史、临床表现及相关实验室检查来进行。临床表现主要为呕血、黑便、头晕等症状；辅助检查主要包括实验室检查、急诊内镜检查、血管造影检查、放射性核素显像。鉴别诊断常需与消化性溃疡、食管静脉曲张、应激性溃疡、贲门撕裂、其他部位肿瘤及胆道病变等进行鉴别。

2.内镜治疗相关胃肠道穿孔

穿孔是指胃肠道管壁穿破，导致胃肠道腔内与腹腔或胸腔相通的状态，若未及时处理可出现严重气胸、纵隔气肿、腹膜后气肿及弥漫性腹膜炎等体征。内镜下切除术导致穿孔发生的危险因素主要与病灶发生的部位、浸润深度及手术时间等有关。穿孔根据发生的时间可分为术中穿孔和迟发性穿孔。根据穿孔部位可分为食管穿孔、胃穿孔、结肠穿孔。术中穿孔指手术操作直接导致的穿孔，主要表现为胸腹痛、血流动力学不稳定等，除上述表现外还可有呼吸困难，逐渐加重的腹部疼痛、皮下气肿、气胸、液气胸及急性腹膜炎等。迟发性穿孔也称术后穿孔，指术后即刻无症状或游离气体存在，而术后突然出现腹膜刺激症状或胸痛，或术后腹部平片、胸腹部CT提示有游离气体存在的情况。不同位置的穿孔所带来的临床表现不尽相同，如食管壁没有浆膜层，手术即便没有导致穿孔，部分患者术后仍会存在不同程度的纵隔气肿。实验室检查常可见白细胞升高，腹部影像学检查可提示游离气体存在。但对一些不典型的病例，亦可发生误诊和漏诊。由于内镜下切除术后的穿孔一般较小，可不具备典型的"板状腹"等表现。同样，其他的一些特征性证据，如腹腔游离气体，当穿孔较小，漏入气体少时，在进行影像学检查也会出现假阴性的表现。结直肠穿孔由于肠道内细菌量多，可很快出现感染中毒性休克的表现。腹腔穿刺可有粪臭味的液体，膈下出现游离气体应高度怀疑本病可能。

3.内镜治疗相关胃肠道狭窄

术后瘢痕纤维组织增生导致消化道管腔直径变小，影响消化道内容物正常通过。大多数狭窄发生在ESD术后几周，并在ESD溃疡愈合过程中。通过ESD切除贲门、幽门前叶部位病变超过周长的75%是狭窄发生的危险因素，胃腔的空间较大，一般发生术后狭窄的概率较小，但在贲门或者幽门这些区域进行较大范围切除后，术后容易出现狭窄，主要表现为进食困难或者进食后的呕吐，其表现与狭窄的部位及程度有关，狭窄严重可导致无法进食。

4.电凝综合征

内镜手术中电凝止血设备使用频率的增高，使术后出血和穿孔的发生率逐渐下降，然而术中高频次使用电凝设备，电流产生的热量，不可避免会对固有肌层和浆膜层造成透壁性的烧伤，此时由于胃肠道内菌群的存在，细菌会在手术区域暴露的伤口进行播散，引起不同程度的炎症反应，即使没有发生穿孔，术后也可能出现肌层破裂或者热变性，临床表现可与穿孔相似，出现腹痛，疼痛程度不等，疼痛范围也不尽相同，可有腹肌紧张，并且伴有发热等全身症状。实验室检查同时出现白细胞等炎症指标的升高，此时多需进行影像学的补充检查，了解有无游离气体存在。

三、不同系统肿瘤的胃肠道损伤的诊断与鉴别诊断

(一) 泌尿生殖系统肿瘤的胃肠道损伤特点

泌尿生殖系统肿瘤主要集中于盆腔，晚期肿瘤常可压迫肠管致肠梗阻。针对盆腔的放疗常可导致特异性的放射性直肠炎，影响直肠功能，而手术过程中也可合并肠道损伤。此类肿瘤诊断应注重病史辨析，明确既往手术及放射治疗史，从病因入手。

1.晚期妇科肿瘤所致的肠梗阻

肠梗阻是晚期癌症患者常见的并发症，一般被称为恶性肠梗阻 (malignant bowel obstruction，MBO)。晚期妇科恶性肿瘤患者肠梗阻的发生尤以卵巢癌患者最为常见，且常是导致患者死亡的重要原因。

MBO因梗阻部位不同，其症状和严重程度亦不同，且多呈逐渐加重趋势。以小肠梗阻多见。持续性腹痛是最常见的症状，几乎90%的患者出现该症状，75%的患者有间歇性绞痛。如结肠受累，则疼痛较轻微，部位更深在，且间隔时间更长。在高位梗阻中，腹胀不明显，

而当肠管被网膜或系膜的大量癌转移灶紧密包裹时，也会出现这种情况。在胃、十二指肠、小肠梗阻中呕吐出现较早，且量多，而在结肠梗阻中则出现较晚。

2.盆腔放疗所致的放射性直肠炎及直肠功能损伤

泌尿生殖系统恶性肿瘤接受放疗后可出现肠道放射性损伤，其中以直肠损伤最为常见且顽固。根据起病时间及病程变化，可分为急性和慢性放射性肠损伤，以3个月为界。接受盆腔放疗的患者超过75%会发生急性放射性直肠损伤，5%~20%的患者会发展为慢性放射性直肠损伤。慢性放射性直肠损伤迁延反复，易出现晚期严重并发症，如消化道大出血、穿孔、梗阻、肠瘘等。

症状出现的时间及与放疗的关系是诊治的要点。慢性放射性直肠损伤常见于放疗结束后6~18个月，亦可在放疗结束后数年至数十年出现。便血是慢性放射性直肠损伤的常见症状，可同时合并便频、便秘、黏液血便、里急后重和肛门疼痛症状。晚期严重并发症包括直肠狭窄、穿孔、瘘管形成和肛门失禁等，多见于放疗结束后的2~5年。

3.妇产科肿瘤手术过程中的胃肠道损伤

胃肠道损伤是妇科恶性肿瘤手术中可造成严重后果

的并发症之一。损伤的常见部位依次为小肠、结肠、直肠，胃及十二指肠的损伤极少发生。肠道损伤多在开腹手术进腹、腹腔镜手术 Veress 穿刺针及第一个 Trocar 穿刺或分解盆腔黏连时发生。既往有腹盆腔手术史，反复发作的盆腔炎症史、盆腔放疗史、肿瘤累及肠管、手术医生经验不足均为胃肠道损伤发生的危险因素。

妇科恶性肿瘤手术中晚期卵巢肿瘤细胞减灭术及宫颈癌根治术胃肠道损伤的发生率最高。相关手术史可为诊断提供重要参考依据。

（二）骨及软组织肿瘤的胃肠道损伤特点

1. 骨肿瘤行脊柱重建后骨水泥脱落所致肠梗阻

原发性骨肿瘤所致胃肠道损伤并不多见，但治疗骨肿瘤所致的骨破坏所用的材料可能滑脱引发肠梗阻。

聚甲基丙烯酸甲酯（Polymethylmethacrylate，PMMA）水泥，即骨水泥行脊柱重建后，可向前移位到腹膜后，移位的骨水泥与肠道黏连后，患者可出现恶心、腹痛等肠梗阻症状。

2. 多类型软组织肿瘤对胃肠道的不同影响

软组织肿瘤对胃肠道影响最大也最常见的为胃肠道间质瘤（gastrointestinal Stromal Tumors，GIST），其他还包括平滑肌肉瘤、脂肪肉瘤和纤维肉瘤。

（1）胃肠道间质瘤

胃间质瘤：好发于贲门或胃底，临床症状无特异性，包括消化道出血、上腹隐痛、腹部包块等，10%~30%的病人没有症状，即便瘤体已经很大。一般肿瘤<2 cm时，多数患者症状不明显。肿瘤体积过大时易出现腹部包块、上腹部疼痛、烧心、呕血、黑便等类似溃疡的症状。若病程迁延，可导致机体消耗症状，如贫血、乏力、体重下降等。若肿瘤破裂，可出现急性消化道出血及失血性休克。

小肠间质瘤：小肠间质瘤恶性程度明显高于胃间质瘤，但较少伴淋巴结转移。近端小肠发病率高于远端小肠，且大多为距屈氏韧带1 m内空肠。小肠间质瘤的临床表现缺乏特异性，消化道出血是最常见的临床表现。其余同胃间质瘤。

（2）平滑肌肉瘤

胃肠道平滑肌肉瘤临床少见，症状不典型，胃肠道损伤特点基本同GIST。小肠肿瘤有的可出现部分肠梗阻的体征。直肠平滑肌肉瘤则可能表现出排便困难，多可经指诊摸到直肠腔外的肿块，肠黏膜一般无异常，指套不染血。

（3）脂肪肉瘤

胃肠道原发脂肪肉瘤极为罕见，基本为胃来源，发病率极低，最常见于胃窦部。症状同GIST。但当伴随溃疡形成时，可以表现出血性腹泻，甚至呕血。有时肿瘤与其他部位原发脂肪肉瘤同时存在，表现为双源发肿瘤，在完善其他部位肿瘤相关检查过程中偶然发现。

（4）纤维肉瘤

先天性纤维肉瘤大多在1岁前发病，因此又称为婴儿型纤维肉瘤。该病以四肢及躯干为常见发病部位，胃肠道的CFS比较罕见。症状多变，一般以急腹症为首要表现，包括肠梗阻、肠套叠、肠穿孔、肠出血，积极治疗后预后良好。

（三）头颈部肿瘤

1.头颈部鳞状细胞癌

与消化道直接连通的头颈部肿瘤，主要为头颈部鳞状细胞癌（head and neck squamous cell carcinoma，HNSCCs）。

既往一直认为HNSCCs继发癌症风险较高的解剖部位为耳鼻咽喉头颈部、肺和食管，但近年的研究发现上消化道系统中胃同样是一个容易继发癌症的部位，被认为是HNSCCs胃肠道损伤的新特点。

此类继发的胃癌诊断应关注既往史，尤其是HN-SCCs的放疗史。吸烟史同样可以协助诊断。对HNSCCs患者，现在的研究普遍建议将胃镜列为常规的术前及术后的定期随访检查。

2.甲状腺肿瘤

现阶段，^{131}I治疗已成为分化型甲状腺癌患者治疗方案中的重要组成部分，然而，^{131}I治疗期间，患者胃肠道损伤相对常见。

患者出现胃肠道反应与其甲状腺功能水平及接受^{131}I治疗剂量密切相关，甲状腺功能水平较低者及治疗剂量大者易出现胃肠道反应。患者出现甲减时，易出现胃肠道反应，如恶心、呕吐、食欲减退等，在补充优甲乐治疗后症状缓解。清灶治疗者胃肠道反应发生率高于清甲者，且接受的^{131}I治疗剂量是其胃肠道反应的独立危险因素，即剂量越大，胃肠道反应发生率越高。

（四）血液系统肿瘤

1.白血病导致的胃肠损伤

（1）临床表现

白血病致胃肠道损伤可出现腹痛、呕血、黑便等上消化道出血症状、腹痛、腹泻伴发热、脓血便或洗肉水样便，部分病人可出现肛门疼痛及肛周脓肿。

（2）实验室检查

①血常规：发生中性粒细胞减少性小肠结肠炎患者中性粒细胞计数低；②凝血象：消化道出血患者出血时间、凝血时间均有不同程度延长，而纤维蛋白原检查则不同程度降低；③血生化：总胆红素可能增加，主要是直接胆红素；④粪便检查：便常规可见脓球，粪便潜血可为阳性；

（3）影像学检查

CT对肠梗阻、肠套叠、白血病胃肠道浸润等具有显著的诊断价值。

（4）内镜检查

白血病浸润内镜下可呈现斑片样或结节样，甚至形成息肉样肿块。病变充血较一般的胃肠道病变更为明显，活检更容易出血，表面相对比较光滑，多发病变可形成葡萄样外观。

（5）鉴别诊断

①急腹症；②胰腺疾病；③胃淋巴瘤。

2.淋巴瘤导致的胃肠损伤

（1）临床表现

胃肠道淋巴瘤的临床表现主要取决于受累部位，可能与淋巴瘤相关，也可能与部位相关。主要是非特异性上腹疼痛及消化不良症状，也可出现消化道出血、腹部包块等。

（2）实验室检查

①血清学：无特异性；②细胞遗传学：90%以上的淋巴瘤出现染色体异常。

（3）影像学表现

①CT：胃淋巴瘤CT表现主要分成浸润型、溃疡型及肿块型三种；②MRI：胃淋巴瘤肿瘤组织的T1WI表现为等信号或稍低信号，T2WI表现为等信号或稍高信号；肠道淋巴瘤MRI表现为T1WI和T2WI信号稍低，浆膜状态较好；③PET-CT：胃淋巴瘤[18]FDG摄取呈弥漫性；小肠淋巴瘤可见多个强摄取灶，呈曲线状排列。

（4）内镜检查

1）弥漫性大B细胞淋巴瘤（DLBCL）：①胃DLB-CL，溃疡型（单个或多个溃疡），主要位于胃体或胃底；②其他DLBCL，小肠淋巴瘤内镜特征为：肿块型、溃疡型、多发性息肉型、弥漫性浸润型、混合型；大肠最受累的区域是乙状结肠，内镜特征是溃疡。

2）黏膜相关淋巴样组织（MALT）淋巴瘤：①胃MALT淋巴瘤，非特异性，最常见和最典型的特征是胃结节或位于胃窦或胃体的褶皱扩大；②其他MALT淋巴瘤，十二指肠MALT淋巴瘤出现多处小糜烂和结节性抬高，球部出现弥漫性红斑；空肠淋巴瘤及小肠淋巴瘤极为罕见，为溃疡性瘢痕形成、多个息肉样病变、局部狭窄；回盲部MALT淋巴瘤罕见，内镜表现为多个白色结节或红色肿块，黏膜光滑；极少数情况下，MALT淋巴瘤发生在大肠中，其罕见且无特异性表现。

3）肠病相关性T细胞淋巴瘤（EALT）：常见的受累部位是小肠，以肠道溃疡形成为主要特点，回肠、结肠最多见，溃疡大小不一，数量多且形状不规则，深者达黏膜下层，甚至穿孔。也可出现肠壁增厚、狭窄的表现。

（5）鉴别诊断

①胃癌；②小肠癌；③结直肠癌；④胃肠道间质瘤；⑤胃肠道平滑肌瘤；⑥溃疡性结肠炎；⑦克罗恩病；⑧肠结核；⑨肠白塞病。

3.骨髓瘤导致的胃肠损伤

（1）临床表现

由于髓外受累，可出现消化道症状，临床表现多为恶心、呕吐和绞痛，呕血和黑便少见。

（2）实验室检查

①血常规检查：多表现为贫血；②血生化检查：血清异常球蛋白增多，而白蛋白正常或减少；尿本周氏蛋白阳性；特征性的 M 蛋白；③粪便检查：可有粪隐血阳性。

（3）影像学检查

①CT：出现胃壁、肠壁增厚或占位性病变，其中胃壁厚度、存在非典型溃疡畸形、梗阻和占位是提示性特征；②MRI：显示受累胃壁、肠壁、胰腺等在增强扫描各期强化程度均明显高于临近正常部位；③PET-CT：腹部 PET-CT 常显示胃部肿瘤阳性，弥漫性肠壁增厚涉及远端横结肠、降结肠和乙状结肠。当出现心脏、骨盆等部位阳性肿瘤时常被定义为潜在的浆细胞瘤，是疾病进展的明确标志。

（4）内镜检查

胃浆细胞瘤的内镜表现可见增厚的皱褶、息肉病和溃疡及溃疡性肿块。活检的胃肠道组织病理学检查常显示淋巴管扩张，浆细胞浸润，淀粉样变性的胃黏膜组织中有明显的淀粉样沉积。

（5）鉴别诊断

①胃淋巴瘤；②胃癌；③淀粉样变性；④溃疡相关和无关的胃肠道出血疾病。

4.干细胞移植导致的胃肠损伤

（1）临床表现

急性移植物抗宿主病（GVHD）的上消化道症状主要包括厌食、消化不良、恶心、呕吐、间歇性腹痛；下消化道症状主要包括水泻、腹胀、肠梗阻，有时还会出现胃肠道出血。慢性GVHD胃和肠道很少累及。

（2）实验室检查

①血常规：血性腹泻可出现血红蛋白的降低，发生中性粒细胞减少性小肠结肠炎患者可见中性粒细胞计数降低；感染性胃肠炎患者可见白细胞计数的升高或降低。②血液培养：发烧和血性腹泻可培养出侵袭性肠道病原体和CMV，全血或血清CMV病毒载量升高。③粪便检查：粪便常规可见脓球，粪便潜血可为阳性。艰难梭菌是粪便培养最常查见的病原体。④NAAT检查：提

高多种病原体诊断率。

（3）影像学检查

CT：以肠壁增厚、肠黏膜明显强化、肠系膜血管充血、肠管扩张、肠腔内充盈液体、肠系膜水肿等为主要CT征象。

（4）内镜检查

胃肠内镜检查和组织学活检仍是确诊急性胃肠道GVHD的"金标准"。

（5）鉴别诊断

①肠道细菌感染；②肠道巨细胞病毒感染；③中性粒细胞减少性小肠结肠炎。

（五）中枢神经系统肿瘤

1.胶质瘤导致的呕吐

（1）临床表现

呕吐多表现为喷射样呕吐。

（2）实验室检查

脑脊液的检查有助于了解是否合并中枢神经系统的感染。呕吐严重时应查血清钾、钠、氯、钙、镁、二氧化碳结合力及血液 pH 值以指导治疗。

（3）影像学检查

胶质瘤的影像学诊断主要包括CT和MRI。

（4）内镜检查

可见胆汁反流性胃炎、十二指肠球部溃疡等临床表现。

（5）鉴别诊断

①巨幼贫；②胃或十二指肠癌；③功能性消化不良；④溃疡性结肠炎；⑤糖尿病；⑥淀粉样变性；⑦乙肝；⑧癌性腹水；⑨急腹症；⑩肠梗阻；⑪腹部术后呕吐；⑫其他可以引起恶心、呕吐的疾病。

2.垂体瘤导致的肠梗阻

甲减引起交感神经兴奋性降低，抑制消化道的电生理活动及机械活动。黏多糖在肠壁内堆积，导致肠壁黏液性水肿，影响肠壁内神经传导及引发肠壁内神经病变。

（1）临床表现

与甲减相关的消化道症状，如反复发作的腹胀痛、隐痛、恶心、呕叶、停止排气、排便偶或有少量稀水样便后仍感腹胀等。

（2）实验室检查

泌乳素、生长激素、促肾上腺皮质激素、促甲状腺素、甲状腺素、促性腺激素等。

（3）影像学检查

腹平立位平片或腹部 CT 和彩超均提示小肠、结肠扩张，部分肠壁水肿增厚，肠间及盆腔积液等肠梗阻的表现。

（4）内镜检查

肠镜检查无器质性的病变，黏膜充血水肿为主要表现。

（5）鉴别诊断

①Ogilvie 综合征；②麻痹性肠梗阻。

（六）呼吸系统肿瘤

肺癌副癌综合征导致的胃肠功能紊乱

肺癌由于产生的某些特殊激素、抗原、酶或代谢产物作用于机体而引起的临床表现。

（1）临床表现

通常表现为恶心、呕吐、腹胀和早饱。

（2）实验室检查

血清检测自身抗体，特别是介导神经元退行性变的人抗神经元核抗体 1 型（ANNA-1）或抗 Hu 抗体。

（3）影像学检查

无特异性表现。

（4）内镜检查

上消化道超声内窥镜检查显示胃皱褶增厚。

（5）鉴别诊断

①胃肠手术后；②内分泌疾病；③风湿性疾病；④药物；⑤物理因素；⑥血管病变；⑦神经系统疾病；⑧病毒感染；⑨其他：如克罗恩病、胰腺疾病、进食障碍（包括神经性厌食症、神经性暴食症等）、妊娠等。

（七）消化系统肿瘤

1.消化系统肿瘤治疗导致的胃瘫

术后胃瘫又称功能性吻合口梗阻、胃无张力症或者功能性排空障碍，是手术后非机械梗阻因素导致的胃动力紊乱综合征，主要表现为胃排空障碍。可发生于多种消化道肿瘤根治术后。

（1）临床表现

呕吐为本病的主要表现，上腹饱胀和疼痛亦多见。食管癌术后的胸胃瘫可以合并胸闷、心慌、气短、呼吸困难。

（2）实验室检查

实验室检查往往无特殊异常，但因长期胃功能障碍加上胃液引流过多，可见不同程度的贫血、低蛋白血症、低钾血症、低钙血症，血气分析检查提示酸碱平衡素乱，部分患者可有尿素氮升高。

（3）影像学检查

上消化道造影可见胃部存在扩张症状，内部残存食物，蠕动功能降低或完全无蠕动，造影剂潴留。

（4）内镜检查

胃蠕动功能衰退，存在扩张症状，幽门口较为明显，胃部出现水肿充血等症状，幽门关闭，但镜头可由幽门口较为顺利穿过，而且显示肠蠕动显著减弱或基本消失。

（5）鉴别诊断

①机械性梗阻；②内分泌疾病；③风湿性疾病；④药物；⑤血管病变；⑥神经系统疾病；⑦其他疾病：如克罗恩病、胰腺疾病、进食障碍（包括神经性厌食症、神经性暴食症等）。

2.消化系统肿瘤治疗导致的胃肠连续性破坏

吻合口瘘是消化道肿瘤手术后常见的并发症，一些医源性的操作不当导致的胃肠穿孔也是导致胃肠连续性破坏的常见原因。

（1）临床表现

通常表现为明显的急性腹膜刺激征，如剧烈腹痛、行走困难，检查可见板状腹。情况严重时，还可能会出现恶心、呕吐、休克的症状，检查可见板状腹，穿刺可见胃肠内容物。

（2）实验室检查

通过实验室化验可以观察到白细胞升高、中性粒细胞比例升高等表现；生化指标提示水电解质紊乱等。

（3）影像学检查

①X线：腹腔内可见游离气体，X线片表现为新月形阴影；CT主要特点是腹腔内出现游离气体。②腹部B超：明确腹腔内液体积聚的位置，协助腹腔穿刺抽液，同时还可排除其他腹腔内实质脏器的病变。

（4）内镜检查

胃肠镜检查观察到破口或者瘘道可以明确诊断，但如果怀疑有穿孔，在充气情况下，会加重病情。

（5）鉴别诊断

①急性胆囊炎；②急性胰腺炎；③急性阑尾炎；④胃肠道手术导致的胃结肠瘘；⑤结肠克罗恩病导致的胃结肠瘘。

第四章

肿瘤相关性胃肠损伤的治疗

一、肿瘤本身所致胃肠损伤的治疗

(一)肿瘤相关性恶心、呕吐

判断患者是急性恶心、呕吐,还是慢性症状(症状至少持续1个月),积极寻找病因。

完善相关检查,发现并纠正恶心、呕吐造成的并发症,如体液不足、低钾血症和代谢性碱中毒等。如果可能,应行针对性治疗,如手术治疗胃肠梗阻或恶性肿瘤。在其他情况下,应采用药物进行对症治疗。

目前常用的药物有止吐药和促胃动力药,有助于缓解急性或慢性恶心、呕吐。根据不同的病因,通常推荐不同的止吐药。药物疗效具体取决于基础疾病。

1.多巴胺受体拮抗剂

(1)甲氧氯普胺

既有止吐作用又有促胃动力作用,但可引起锥体外系副作用。该药可口服或静脉给药。静脉给药时,持续15分钟的缓慢静脉输注相比于快速静脉给药,静坐不能的发生率更低,且疗效相当。但该药不能用于乳腺癌消化道转移所致的恶心、呕吐。

(2)多潘立酮

不易穿过血脑屏障,因此,相较于甲氧氯普胺,多潘立酮引发焦虑和肌张力障碍的情况要少见得多。但要关注其心脏副作用，主要是QT间期延长和心律失常，因此要避免与其他有类似效应的药物合用，否则会增加猝死风险。由于多潘立酮主要在肝脏代谢，故肝功能不全的患者慎用。

2.5-HT拮抗剂

目前主要指5-HT$_3$受体拮抗剂，主要有昂丹司琼、格拉司琼、多拉司琼和帕洛诺司琼，是控制化疗药物所致急性呕吐的常用药物，也可用于其他原因所致的恶心、呕吐。

3.抗精神病药奥氮平

奥氮平是一种新的非典型神经安定药，具有阻滞5-HT$_2$受体和多巴胺D$_2$受体的作用，对预防高度致吐性化疗后的急性和迟发性恶心、呕吐有效，对肿瘤相关性恶心、呕吐有一定作用。

（二）肿瘤相关性腹痛

对于肿瘤相关性腹痛患者常规进行疼痛筛查，在此基础上进行癌痛量化评估。癌痛的量化评估，通常使用数字分级法（NRS）、面部表情评估量表法及主诉疼痛程度分级法（VRS）三种方法。癌痛评估遵循"常规、量化、全面、动态"的原则。

肿瘤相关性腹痛应当采用综合治疗的原则，治疗方法包括病因治疗、药物治疗和非药物治疗。

病因治疗：对于肿瘤相关性腹痛的主要病因给予针对性的抗癌治疗，包括手术、放射治疗、化学治疗、分子靶向治疗、免疫治疗及中医药治疗等。

药物治疗：根据世界卫生组织（WHO）《癌痛三阶梯止痛治疗指南》进行结合临床的改良实践，五项基本原则如下。

1.口服给药

口服是最常用的给药途径；还可以根据具体情况选用经静脉、皮下、直肠和经皮给药等。

2.按阶梯用药

指应当根据患者疼痛程度，选用不同性质、不同作用强度的镇痛药物。

（1）轻度疼痛

可选用非甾体类抗炎药物（NSAID）。

（2）中度疼痛

可选用弱阿片类药物或低剂量的强阿片类药物，并可联合应用非甾体类抗炎药物以及辅助镇痛药物（镇静剂、抗惊厥类药物和抗抑郁类药物等）。

（3）重度疼痛

首选强阿片类药，并可合用非甾体类抗炎药物以及辅助镇痛药物（镇静剂、抗惊厥类药物和抗抑郁类药物等）。

各阶梯间药物使用并无严格界限，如果镇痛效果良好且无严重不良反应，轻度和中度疼痛时也可考虑使用强阿片类药物。

3.按时用药

指按规定时间间隔规律性给予止痛药。出现爆发痛时，可给予速释阿片类药物对症处理。

4.个体化给药

指按照患者病情和癌痛缓解药物剂量，制定个体化用药方案。注意阿片类药物的剂量滴定和爆发痛的处理。

5.注意具体细节

尤其对于止痛药物的副作用管理，比如非甾体类抗炎药常见的不良反应，包括消化性溃疡、消化道出血、血小板功能障碍、肾功能损伤、肝功能损伤以及心脏毒性等，以及其止痛效果的"天花板"效应。阿片类药物的常见不良反应，包括便秘、恶心、呕吐、头晕、嗜睡、尿潴留、认知障碍以及呼吸抑制等。

非药物治疗。主要有放疗（姑息性止痛放疗）、介入微创治疗、针灸、物理治疗、心理支持治疗等。

（三）肿瘤相关性腹胀

胃肠道积气、腹水、腹腔的肿物都可以引起腹胀。肠道积气过多的可能原因包括：吞入过多空气、营养素吸收不良导致的肠腔内产气增多、胃肠道梗阻等。

针对腹胀的治疗主要还是对因治疗，针对基础疾病进行处理。其次是对症处理，如：腹水引起的腹胀可通过腹腔置管排放腹水缓解。胃肠道梗阻可考虑行胃肠减压管置入。目前缺乏明确的证据支持药物其能有效减轻腹胀/腹部膨隆，这些药物包括消泡剂（如西甲硅油）、吸附剂（如活性炭）和益生菌。

（四）肿瘤相关性梗阻

肿瘤导致肠梗阻的原因主要为机械性，可为肿瘤在肠壁生长或转移至肠壁导致肠腔狭窄、阻塞，或者腹腔或腹膜后肿瘤对肠壁的外在压迫；也可为动力性，如肿瘤所致水、电解质紊乱所致肠麻痹，或者副肿瘤综合征所致假性肠梗阻。

对于肿瘤相关性消化道梗阻的患者，应根据具体情况选择治疗方法，需考虑患者的临床状况、癌症分期、期望寿命、既往癌症治疗的疗效、体能状态、合并症，以及治疗的意愿。治疗方法可为外科手术或内科治疗。大多数有肠梗阻的癌症患者都应接受手术评估。一些患者是明确不能手术的，这类患者一般生存时间有限。

所有肠梗阻患者建议禁食并进行静脉营养。静脉营养的初始选择应取决于患者的基本状况和合并症。静脉营养的配方应基于患者身体机能状态，为机体提供足够的热量、氨基酸和电解质。接受药物（如阿片类、抗胆碱能类）治疗的患者，其肠梗阻可能加剧，停用或减少此类药物的使用有助于肠梗阻症状的缓解。肠梗阻可引起电解质异常（如低血钾、低血氯、碱中毒和高镁血症），这些因素还有可能加重肠梗阻。在此期间应根据需要监测并调整静脉营养配方。必要时留置导尿管监测尿量。对于不适合手术的患者，对症治疗方法包括：自膨式结直肠支架置入，胃肠减压管/胃造口管置入等治疗。

不可手术的消化道梗阻患者若不适合置入支架或通过胃肠管减压，建议接受抗分泌药物治疗。常用药物为生长抑素类似物–如奥曲肽，可抑制胃、胰腺和肠道的分泌，降低胃肠动力，并可缓解肠梗阻的疼痛及其他症状。非完全性梗阻患者也可使用甲氧氯普胺或奥氮平。但如果患者有完全性机械性梗阻或腹绞痛，应避免使用促胃肠动力药物。可在抗分泌的止吐药治疗的基础上加用糖皮质激素，或可产生协同效应。某些情况可加用丁溴东莨菪碱等抗胆碱能药物，尤其是高位肠梗阻或需要减轻腹绞痛时。

（五）肿瘤相关性胃肠道出血

对肿瘤相关消化道出血患者，初始应首先评估血流动力学稳定性，并决定是否需要液体复苏和/或输血。

对于血流动力学不稳定的患者（休克、直立性低血压）时，建议尽快建立中心静脉输液通道，并立即开始液体复苏。对于持续呕血或者呼吸/神志改变的患者，气管插管保持气道通畅可能有利于内镜操作并能降低误吸风险。

对于活动性/快速出血和低血容量的患者，是否输血应以血流动力学参数（例如脉搏和血压）、出血速度、估计失血量和止血能力为指导，而不是通过连续测量血红蛋白。如果初始血红蛋白水平较低（<7 g/dL），应开始输血。然而，对于急性出血患者，在等待实验室检查结果时不应延迟输血支持。

中国肿瘤整合诊治技术指南（CACA）

对于没有活动性出血的患者，如果已行液体复苏且血流动力学稳定，则像其他血流动力学稳定的患者一样处理。对于大多数病情稳定的患者，采用限制性输血策略是合适的，即血红蛋白<7 g/dL（<70 g/L）时才进行输血。

在接受初始评估的同时应开始静脉质子泵抑制剂（proton pump inhibitor，PPI）治疗。PPI治疗能提高胃液pH值，从而稳定血凝块并改善临床结局。因此，推荐所有溃疡性出血的患者使用PPI。

生长抑素及其长效类似物奥曲肽（常用于治疗静脉曲张破裂出血）因其能减少内脏血流量、抑制胃酸分泌且可能还对胃有细胞保护作用也可以酌情使用。

止血药：临床常用的全身止血药有：①促进凝血因子活性的止血药物，如维生素K、蛇毒血凝酶、去氨加压素等；②抗纤维蛋白溶解药物，主要为赖氨酸类似物，如氨甲苯酸、氨甲环酸、氨基己酸等；③收缩血管、改善毛细血管通透性、增强血小板活性的药物，如酚磺乙胺、垂体后叶素等；④凝血因子制剂，如成分输血（包括新鲜冰冻血浆输注）、纤维蛋白原等。局部应用药物有：去甲肾上腺素、生物蛋白胶等。

对于血流动力学相对稳定的患者，在条件允许情况下应行内镜检查以明确出血病因并行内镜下止血，或者进行消化道血管介入造影及出血部位栓塞。

（六）肿瘤相关性穿孔

肿瘤相关胃肠道穿孔的临床表现取决于受累器官和所释放内容物的性质（气体、肠液、粪便），以及周围组织包裹这些内容物的能力。胃肠道穿孔可导致腹腔内游离气体、液体和弥漫性腹膜炎，也可引起脓肿或形成瘘管。

肿瘤相关性胃肠道穿孔患者的初始治疗包括静脉补液、禁食和应用广谱抗生素。疑似上消化道穿孔的患者可静脉使用质子泵抑制剂。肠穿孔患者可能有重度容量不足。电解质紊乱的严重程度取决于消化道漏出物的性质和量。穿孔导致瘘形成的患者常有电解质异常，如胃外瘘导致的代谢性碱中毒。

很多胃肠道穿孔患者需尽快进行手术干预，以避免持续的腹腔污染并处理穿孔部位。只要确诊穿孔，甚至是强烈怀疑穿孔时，应立即请外科会诊，以判断是否需要立即进行外科干预，并确定何时实施外科手术。

（七）肿瘤相关性胃肠道黏膜损伤

胃肠道黏膜屏障是一个多维度的概念，由机械屏障、化学屏障、免疫屏障和生物屏障共同构成。肠道微生态在胃肠道屏障中也起着重要作用。各种激素分泌、胃肠道神经系统与胃肠道黏膜屏障功能密切相关。同时焦虑和/或抑郁等心理情绪变化也会影响黏膜屏障功能。

对于肿瘤相关性胃肠道黏膜损伤的主要内科治疗是使用黏膜保护剂。包括内源性和外源性黏膜保护剂，根据药物的结构和作用机制主要分为硫氢键类、铝镁剂、铋剂类、柱状细胞稳定剂和胃肠激素类等。内源性黏膜保护剂主要包括替普瑞酮、聚普瑞锌、瑞巴派特、伊索拉定、依卡倍特钠、胃肠激素类和谷氨酰胺类药物。内源性黏膜保护剂作用于黏膜屏障的不同靶点，可多方位提供保护作用。外源性黏膜保护剂包括各类铝镁剂、铋剂类，主要通过局部作用，起到中和胃酸、降低胃蛋白酶活性和增强黏膜屏障的作用。膳食纤维和益生菌也可通过改善肠道微生态来保护肠道黏膜。此外，中医中药在胃肠道黏膜保护中也有重要作用。

二、肿瘤治疗相关胃损伤的治疗

（一）内镜治疗导致的胃损伤

近年来，随着内镜治疗技术的普及，目前可供选择的术式主要包括内镜下黏膜剥离术（ESD）、内镜下黏膜切除术（EMR）术等。而内镜下治疗的相关并发症也随之而来。

1.出血

大多数研究报告显示出血概率发生在4%~6%之间，其中大部分发生在ESD术后24小时内，这与患者的年龄、病变部位、切除范围和手术时间等有关。对于出血的治疗，术中出血推荐直接电凝止血；而迟发性出血可用止血夹或电止血钳止血；血管造影栓塞技术可能适用于内镜治疗下无效的情况。

2.穿孔

与EMR相比，ESD更容易发生穿孔，其穿孔率一般在1.5%~9.6%之间。穿孔的危险因素主要包括：①病变部位位于胃上部三分之一处；②黏膜下存在浸润或纤维化；③较长的手术时间。当ESD过程中出现肉眼可见的穿孔时，超过97%的病例能够通过内镜下进行夹闭治疗；微穿孔或内镜下看不到的疑似穿孔，通常可以通过禁食和静脉注射抗生素进行保守治疗；当穿孔较大时，常难以通过内镜治疗而需要紧急手术。此外，需要注意迟发性穿孔的存在。

对于术前评估切除范围大、操作时间长或可能引起消化道穿孔者，可以考虑预防性使用抗菌药物。ESD或EMR术后，应根据临床症状和特殊情况考虑是否应用抗生素。

3.狭窄

胃腔狭窄或变形发生率较低，主要见于贲门、幽门或胃窦部面积较大的ESD术后。在治疗方面，虽然数据有限，但大多数患者的症状在治疗后能够得到改善，一般轻-中度症状患者，保守治疗即可，严重时可通过球囊扩张得到改善。

4.溃疡

内镜下切除早期胃癌术后溃疡，可使用质子泵抑制剂（PPI）或H_2受体拮抗剂进行治疗。

（二）化学治疗导致的胃损伤

恶心、呕吐是化疗最常见的毒副作用，目前临床上仍以药物治疗为主。化疗所致的恶心、呕吐的药物选择应基于治疗方案的催吐风险、既往的止吐经验及患者自身因素，进行充分的动态评估以进行合理管理。

1.药物治疗

目前，临床上对于化疗后急性呕吐的患者主要应用选择性5-HT$_3$受体拮抗剂和神经激肽1受体拮抗剂治疗。国外用药指南推荐，对于化疗可能导致的中等程度的呕吐，使用5-HT$_3$受体拮抗剂和皮质类固醇类药物止吐；对于化疗导致的高等程度的呕吐，可予"5-HT$_3$受体拮抗剂+神经激肽1受体拮抗剂+皮质类固醇类药物"治疗。因此，5-HT$_3$受体拮抗剂和神经激肽1受体拮抗剂是预防化疗相关恶心、呕吐的用药标准。其中，托烷司琼是常用的5-HT$_3$受体拮抗剂之一，效果显著。另有研究表明，葡萄汁、芳香疗法、音乐疗法及肌肉放松疗法均可减轻化疗患者恶心、呕吐的程度。

2.中医治疗

临床研究表明，中医外治法可有效降低化疗相关恶心、呕吐的发生率，改善患者生活质量，延长生存时间。中医外治法主要包括针灸、穴位敷贴、按摩、穴位注射和耳穴法等。

3.生活方式

生活方式的管理也可能有助于减轻化疗引起的恶

心、呕吐症状，如少吃多餐，选择健康食品，控制食量，忌冷忌热等，必要时可进行饮食会诊。

（三）放疗导致的胃损伤

1.恶心、呕吐

丙氯拉嗪、甲氧氯普胺和硫乙拉嗪均可用于放疗所致的恶心、呕吐，不良反应少，且有多种剂型。如果患者恶心、呕吐症状比较严重，单药效果差，常常需要联合用药，推荐联合应用作用机制和不良反应不同的药物，且在随后每次放疗前预防性地使用昂丹司琼或格拉司琼。

2.放射性胃炎

放射性胃炎是上腹部接受放射治疗后引起的严重并发症。随着疾病谱的变化和放射治疗的开展，放射性胃炎的发病率逐渐增高。其临床症状主要表现为放射治疗后出现剑突下疼痛、吞咽困难、消化不良、烧心感和黑便等，严重者甚至反复排黑便、便血。临床报道放射性胃炎患者早期症状多在放疗后2个月出现。放射性胃炎的症状是非特异性的，所以当患者接受放射治疗后，只要出现上腹部症状，就可考虑放射性胃炎的可能，确诊需借助胃镜检查。

（1）药物治疗

①激素治疗：虽然激素治疗在某些放射性黏膜损伤中疗效确切，但仍无充分证据表明激素对放射性胃炎有明确疗效；②氨基己酸治疗；③"抑酸剂+胃黏膜保护剂"预防性使用；④内镜下使用甲醛。

（2）APC治疗

氩气等离子电凝技术（argon plasma coagulation，APC）是通过氩气离子流传导单极高频电流到生物组织表面致其凝固坏死，从而产生凝血作用。APC对于弥漫性渗血的止血疗效较确切，但APC治疗放射性胃炎的循证医学证据也仅限于个案报道。

（3）外科手术治疗

手术治疗曾经是放射性胃肠道损伤性出血的主要治疗方法和手段，然而围手术期的死亡率很高，一般不作为首选。

（4）高压氧治疗

高压氧能够提高氧分压，加速血流流速，改善微循环，增加组织供氧、细胞代谢，促进溃疡愈合。因此可作为放射性胃肠炎治疗的选择之一。

（5）中医药治疗

针对不同放射性胃炎患者的病情采用中医药治疗可获得一定的治疗效果。

（四）免疫治疗导致的胃损伤

免疫治疗被证实是一种广谱、有效、作用持久且相对安全的抗肿瘤治疗方式，目前已被批准用于治疗多个癌种。但是从免疫治疗中获益的同时，免疫治疗相关不良反应（immune-related adverse events，irAEs）也不容忽视。理论上，irAEs可以影响胃肠道的任何部分，但发生在上消化道的irAEs较为少见，一般表现为口疮、食道炎和胃炎。

临床上针对免疫相关不良反应最常用的是激素类药物。①轻度：可不予处理，密切观察，继续免疫治疗；②中度：暂停免疫治疗，局部或全身使用糖皮质激素；③重度：停用免疫治疗，全身糖皮质激素治疗；④危及生命：永久停用免疫治疗，全身糖皮质激素治疗，对糖皮质激素治疗3~5天后症状未能缓解的患者，可考虑在专科医生指导下使用其他免疫抑制剂。

（五）手术治疗导致的胃损伤

1.吻合口出血

手术后吻合口出血的发生率为0~2%。常见的出血原因有：①吻合器选择或使用不当；②吻合缘周围血管处理不完善；③吻合组织水肿；④手工吻合时缝合结扎不确切；⑤吻合口黏膜坏死脱落等。临床上一般以术后24小时为界将其分为早期出血和延迟性出血。

2.吻合口瘘

胃空肠吻合瘘的概率较低，而涉及食管的吻合口瘘发生率较高。

3.吻合口狭窄

吻合口狭窄发生率为1.2%~4.9%，临床上需与吻合口水肿相鉴别。

4.输入袢梗阻和输出袢梗阻

①急性输入袢梗阻；②急性输出袢梗阻。

5.胃排空障碍

胃排空障碍指各种原因导致的胃排空延迟，是以胃流出道非机械性梗阻为主要征象的一种胃动力紊乱综合征，常继发于胃大部切除术、胰十二指肠切除术等术后。术后胃排空障碍的治疗与康复旨在于缓解症状，尽早恢复胃排空功能，主要包括减轻患者胃潴留、维持水电酸碱平衡、改善营养状况和促胃动力药物治疗等。

（1）基础治疗

采取禁食、持续胃肠减压等措施，使患者胃肠道得到充分休息。

（2）营养支持

早期进行静脉营养支持。

（3）药物治疗

①多巴胺受体拮抗剂：如甲氧氯普胺、多潘立酮等；②胃动素受体激动剂：如红霉素及其衍生物；③5-HT_4受体激动剂：如西沙必利、莫沙必利等；④止吐药：止吐药被美国胃肠病协会推荐为胃排空障碍的二线治疗药物。临床常用的药物还有吩噻嗪类（如奋乃静）、抗组胺药物（如异丙嗪）以及5-HT_3受体拮抗剂（如昂丹司琼）。止吐药目前仍主要用于促胃动力药物治疗无效的胃排空障碍患者。

（4）物理治疗

胃电起搏是通过外科手术或超声内镜将胃电刺激器植于胃壁肌层，通过高频低能量电刺激调节胃肠道肌电活动的异位起搏点，增强胃慢波运动，促进胃排空。其在临床上常应用于药物治疗效果不佳的胃排空障碍患者。

（5）心理治疗

应高度关注患者的心理变化，必要时给予心理辅导，通过心理暗示和鼓励，消除患者的紧张情绪，使处于抑制状态的迷走神经得到弛缓，减弱或消除在胃肠蠕动中迷走神经受到的抑制作用，从而显著提高治疗效果。

6.胆汁反流性胃炎

（1）药物治疗

①质子泵抑制剂：子泵抑制剂是临床上常用的治疗药物，但目前其治疗胆汁反流性胃炎的机制尚不清楚；②胃黏膜保护剂：如硫糖铝、熊去氧胆酸等；③促动力剂：如多潘立酮、西沙比利等。

（2）手术治疗

对于临床症状明显，如进食障碍引起的营养不良、消瘦、贫血，药物治疗效果不佳或不能耐受药物治疗者，诊断明确可行手术治疗。目前，可供选择的术式包括胃空肠吻合术（Roux-en-Y）、顺蠕动空肠间置术（Henley）和Braun肠肠吻合术等。

三、肿瘤治疗相关肠损伤的治疗

（一）化疗相关性腹泻

1.补液和维持电解质平衡

对于腹泻患者来说最主要的治疗措施为补液，应用口服或静脉的方式补充含有水、电解质、葡萄糖的液体有利于恢复腹泻患者丢失的液体。轻度的腹泻患者可采用口服电解质饮料或稀释果汁的方式，满足轻度腹泻患者对水、电解质、葡萄糖的需求。较严重腹泻患者可口服标准口服糖盐溶液。对于患有慢性心脏病或肾衰的老年患者，需警惕避免过度补液。对于3~4级化疗相关性腹泻或出现脱水症状的腹泻患者，静脉补液是首选方式。

2.药物治疗

（1）洛哌丁胺

洛哌丁胺可以缓解大便失禁和便急，一般连续12小时无腹泻发生后可停止用药。当洛哌丁胺治疗轻症化疗相关性腹泻疗效较差时，可考虑代替使用其他阿片类药物如阿片酊、吗啡、可待因。若使用阿片类药物治疗化疗相关性腹泻48小时后症状仍无明显改善，应考虑应用其他药物控制腹泻。

（2）奥曲肽

奥曲肽具有抗腹泻的作用，起效快，使用安全，推荐应用于洛哌丁胺疗效不佳的难治性腹泻及 3~4 级腹泻。

（3）尿苷三乙酸酯

在完成 5-FU 或卡培他滨治疗后 96 小时内出现严重腹泻症状，是尿苷三乙酸酯的使用适应证，同时对过量服用氟尿嘧啶类药物也有治疗作用。

（4）布地奈德

布地奈德可用于治疗中低度炎症性肠病患者的腹泻，在洛哌丁胺治疗腹泻效果不佳时可考虑作为二线治疗药物。

（5）胆汁酸螯合物

未被吸收的胆汁盐通过刺激结肠分泌液体和运动引起腹泻，因此胆汁酸螯合物（如考来烯胺、考来替泊、考来维伦）的使用有时可使轻症化疗相关性腹泻得到有效控制。

（6）抗生素

广谱抗生素可以降低化疗相关性腹泻的发生率，推荐可在化疗前口服如新霉素等抗生素来进行防治。

（二）免疫治疗导致的肠损伤

免疫治疗导致的肠道损伤，对于G1级，只需进行临床或诊断性观察，可继续免疫治疗，必要时口服补液、使用止泻药物对症处理，并避免高纤维/乳糖饮食。对于G2级，建议暂停免疫治疗，并开始激素治疗或使用英夫利西单抗。对于G3~G4级，原则上G3级暂停继续免疫治疗，毒性缓解后可以考虑再次尝试，G4级永久停用；治疗上除了进行饮食指导（禁食、流食、全肠外营养）外，同样建议激素治疗，若激素治疗无改善或加重，在继续应用激素的同时考虑加用英夫利西单抗。

（三）放疗导致的肠损伤

1.内科治疗

（1）饮食原则

推荐高蛋白、高热量、低脂、低纤维素饮食，可减少乳糖摄入。低纤维素饮食可以改善放疗引起的腹泻症状，也可避免干硬大便摩擦导致直肠黏膜受损，引起出血和疼痛。高热量、高蛋白饮食可以逆转营养不良，为机体提供必要的能量。建议限制乳糖的摄入，对于放射性肠炎患者，特别是合并有乳糖不耐受的病人来说，可以缓解腹泻等症状。

（2）心理治疗

有研究表明，放射性肠炎的患者更容易患上抑郁症。因此，医护人员应和患者积极沟通，耐心讲解本病的发生发展规律和治疗方法，帮助患者了解手术的必要性，建立起良好的医患关系，减少患者恐惧、抑郁、紧张、信心不足等心理问题。

（3）营养治疗

肠内营养是首选，对于消化功能正常者优先选择经口进食。建议放射性肠炎患者使用低渣配方的口服营养制剂。

对于已经出现肠道功能衰竭的患者，完全的肠外营养是必需的，对于部分患者，甚至可考虑行长期肠外营养支持。血浆中的谷氨酰胺有利于肠道上皮细胞的修复，而放疗后血浆中谷氨酰胺浓度会明显下降，导致肠道黏膜上皮修复能力下降，因此，本病患者也可予补充谷氨酰胺。此外，适时补充益生菌，有助于改善腹泻症状。放射性肠炎患者还可能存在不同程度的维生素 B_{12} 缺乏，引起神经系统症状或贫血，故应当适量补充。

（4）药物治疗

1）抗炎类药物：临床上常见的用于治疗放射性肠

炎的抗炎类药物包括非甾体类消炎药（奥沙拉嗪、美沙拉嗪、巴柳氮、柳氮磺胺砒啶等）及类固醇类药物（氢化可的松、倍他米松和泼尼松龙），前者既可单独使用，也可搭配类固醇类药物一起使用。常见的给药途径包括口服和保留灌肠。

2）抗生素类药物：放射性损伤可能引起肠道菌群失调、易位及异常增殖，这些黏膜屏障的病变可能导致患者出现腹胀、腹泻等。若疑诊肠道细菌过度增殖，可给予7~10天的抗生素（如环丙沙星、甲硝唑）治疗，大多可改善患者腹胀、腹泻等症状。

3）益生菌：放疗可影响肠道内正常的微生态稳定，致使肠道菌群失调。益生菌的使用可帮助维持肠道菌群平衡，恢复肠道内环境正常的pH值，减轻腹胀、腹泻等症状。临床上常用的益生菌包括乳酸菌、肠球菌、双歧杆菌和乳杆菌等。

4）抗氧化剂：放疗的电离辐射可产生大量氧自由基，导致肠道细胞损伤。抗氧化剂（如维生素E、维生素C等）可清除自由基，因而可用于放射性肠炎的治疗。

5）止泻药：咯哌叮胺（易蒙停）是一种外周鸦片

类受体激动剂，可显著使肠道蠕动的频率下降，减慢肠道运输肠内容物的速度，提升胆盐的吸收率。然而，对合并肠梗阻和肠炎症性狭窄的病人应当避免使用本类药物。

6）生长抑素：对止泻药物治疗无效的难治性放疗相关性腹泻，皮下注射生长抑素类药物如奥曲肽可起到可观的疗效。除此之外，生长抑素类药物对放射性肠炎产生的消化道出血、肠梗阻、腹泻、肠瘘也有较好的治疗效果。同时，奥曲肽也能减轻射线对消化道组织的损害和小肠的炎症。

7）中药治疗：中药按照用药方式可分为灌肠、口服和二者兼施，其在治疗放射性肠炎的基本原则是：清热解毒化湿、健脾胃、涩肠止泻。

8）角质化生长因子和免疫球蛋白治疗：有研究表明，角质化生长因子能促进电离辐射后肠黏膜的修复，而免疫球蛋白能够抑制细菌生长、凝结细菌、抑制细菌生长。部分研究表明，免疫球蛋白可能在肠道炎症反应中具有一定治疗作用，这为放射性肠炎的诊治提供了另一个的思路。

（5）保留灌肠

硫糖铝是一种临床常用的肠道黏膜保护剂，可以进行灌肠治疗，广泛应用于放射性肠炎的治疗。在此基础上，联合泼尼松龙灌肠，对放射性损伤引起的消化道出血也有一定治疗效果。

（6）甲醛局部治疗

甲醛可在病变的肠道黏膜表层新生血管内形成血栓从而达到止血的目的，推荐用于治疗药物治疗效果不佳的出血性放射性肠炎。但是，甲醛局部治疗也有一定不良反应，如肛门疼痛、直肠狭窄、大便失禁、肛管溃疡等。对于出现以上并发症的病人，使用甲醛治疗时应谨慎。

（7）内镜治疗

内镜下氩离子凝固术对治疗放射性肠炎引起的消化道出血安全而有效，亦是当前获得较多肯定的一种治疗方式。对于有经验和条件的临床中心，内镜下射频消融、双极电凝也是可选择的治疗方式。对因肠管纤维化程度较重而产生肠管狭窄的病人，可依据狭窄长度及病人的具体情况采用不同的治疗方式。若肠梗阻症状较轻，可先试行导泻、灌肠等保守治疗；若梗阻严重，可考虑行内镜下球囊扩张术或镜下肠道支架置入术以达到缓解肠梗阻的目的。

（8）高压氧治疗

高压氧可改善放射性肠炎因血管损伤而引起的组织缺血、缺氧及相应肠管的微循环障碍，其不良反应也相对较低，对治疗各种顽固性放射性肠炎是一种效果较好的治疗方式。

（9）干细胞治疗

用于治疗放射性肠炎的干细胞来源包括肠道上皮干细胞和间充质干细胞，前者能维持肠道黏膜内环境稳定、增殖分化的功能，但其来源有限；后者来源丰富，但目前在治疗放射性肠炎中的机制尚不明确，可能与间充质干细胞能分泌多种细胞因子、向损伤组织迁移归巢等作用相关。

2.外科治疗

手术的适应证包括：合并消化道大出血、肠瘘、肠穿孔、肠梗阻等严重并发症或者是经过积极内科治疗而效果不佳的顽固性肠出血、肛门疼痛等，若出现绞窄性肠梗阻、急性消化道大出血、急性消化道穿孔等急性并发症则需行急诊手术。

（1）粪便转流

转流性造口术是治疗放射性肠炎的一种安全、有效且简单的术式，该术式因减少了肠内容物对病变段肠管的直接刺激，炎症消退后症状便可迅速得到改善，尤其是生活质量、营养状况和贫血状态也可得到极大提高。

（2）病变肠管切除

单纯行粪便改道术后，对于严重的放射性损伤的部分肠管依旧可出现多种症状，对这部分病人和少数难治性肠道出血患者，行病变肠管切除手术可能是最佳的方式。手术方式可选择腹腔镜手术或开腹手术。术中必须切除近端狭小肠管和吻合口，找到压迫肠管致使肠管狭窄的纤维环并切开松解。

放疗可导致的严重并发症包括直肠尿道瘘与直肠阴道瘘，临床上较多应用的术式是游离皮瓣对直肠前壁进行加强和重建、清除感染灶。目前多采用带蒂皮瓣，如Martius皮瓣、股薄肌皮瓣，以增加吻合位置的血供，提高术后修复成功率。

（四）外科手术导致的肠道损伤的治疗

1.术中发生的损伤的治疗

（1）肠管损伤

①术中一旦发现肠管损伤，有经验者可行腹腔镜下肠管修补术，否则应开腹直视下修补。②术后一旦出现

不明原因腹膜炎，应及时开腹探查。可根据受损肠管的特点进行修复，对于胃、空肠、回肠的损伤，可以一期修补；结肠损伤应当根据损伤后至确诊的间隔时间长短、腹腔感染程度及生命体征等情况决定行一期修补或者肠造口术。

（2）术中肠系膜血管损伤并出血

处理要点包括：①术中镇静；②团队默契配合；③适当应用各种止血工具，包括电凝、钛夹、普理灵缝线等。

2.术后发生的损伤的治疗

（1）吻合口漏

1）非手术治疗：禁食，必要时行胃肠减压。以充分引流作为治疗的基础，辅以抗感染、肠外营养、抑制消化液分泌等治疗。可进行引流液及血细菌培养，并及时调整敏感抗生素，避免二重感染。若引流通畅，腹膜炎局限，可先采取非手术治疗。对于较小的吻合口瘘，多可经保守治疗治愈。患者体温渐趋于正常，腹腔炎症基本局限后，应逐渐加强肠内营养，促进康复。

2）手术治疗：对于出现弥漫性腹膜炎、吻合瘘口较大、保守治疗失败的患者，建议在积极液体复苏、应用强效广谱抗菌药的同时，及早剖腹探查，行腹腔冲洗、置管引流及远端肠造瘘。由于局部感染存在，术中不建议修补或切除吻合口。建议于吻合口瘘愈合后3个月再行造口返纳术及肠瘘根治性手术。

（2）吻合口狭窄

吻合口狭窄通过早期发现并治疗通常可以治愈。直肠吻合口狭窄通常通过直肠指诊扩张即可，必要时增加指诊扩张的频率或次数。少部分存在严重瘢痕狭窄无法通过指诊扩张的，建议麻醉后先用器械扩张，再用手指扩张；或局部切开后再行扩张治疗。当吻合口位置较高、结肠吻合口狭窄或指诊扩张困难时，可在内镜下行球囊扩张、支架置入等。若以上治疗均失败，必要时可行手术治疗切除吻合口再吻合。

（3）吻合口或消化道出血

若出血量少、循环状况稳定，可先行保守治疗，包括静脉应用止血药物、输血补液等，也可在内镜下型行局部电凝、钳夹等方法止血。

若出血量多、经保守治疗后循环状况仍不稳定或内镜治疗下失败，应积极剖腹探查，明确出血原因并确切止血，具体可参考前述术中血管损伤的处理方法。

（4）肠梗阻

术后早期肠梗阻通过制酸、补液、抗感染、胃肠减压、抑制消化液分泌等保守治疗后多可好转。若保守治疗失败、梗阻情况进展或存在外科情况如黏连成角、压迫、扭转等无法通过保守治疗好转时，建议积极通过手术干预明确病因并于术中解除梗阻。

（5）肠套叠

术后肠套叠多通过 CT 等影像学检查确诊，通常采取手术治疗。由于术后肠套叠多为小肠套叠，部位较高，使用空气灌肠往往没有效果。术中若套叠肠管尚未坏死，可松解后复位；若已发生坏死，则需行坏死肠管切除。

（6）结肠造瘘口的并发症

1）造瘘口坏死：局部出现坏死征象时，应待坏死平面分界明显后，切除坏死肠管，局部放置引流，并重新缝合固定造瘘口。若为广泛坏死，应再次剖腹探查，游离近侧肠袢，切除坏死肠管，重新造口，并反复冲洗腹腔及置管引流，全身应用抗生素并加强支持治疗。

2）造口回缩：对轻度回缩患者，可严密观察，勤换敷料。对重度回缩，出现造口周围严重感染或腹膜炎体征时，应立即手术重建造瘘口，并在腹壁平面以上保持 5~6 cm 的造口肠管外突。

3）造口狭窄：应根据狭窄的部位及范围而定，对位置浅表的患者，可用手指或借助扩张器进行扩张治疗，直至示指能完全通过为止。若保守治疗无效且排便困难者则应手术治疗，可采用在缩窄环上做放射状切口松解、环形切除造口周围瘢痕组织或做整形术，部分严重者需重新造口。

4）造口脱垂：对轻度脱垂患者仅需减轻肛门袋的压迫即可。中度脱垂者，在将脱垂肠管回纳后，可用棉垫或海绵外加腹带或疝带压迫造口周围，以加强腹壁的抗力。若脱垂程度进行性加重，或影响静脉回流时，应考虑手术修补腹壁缺损，或行近侧肠曲固定术，必要时切除冗长的肠管或重建造口，并将系膜与腹壁固定。对急性脱垂者，可以手法轻柔立即复位。若脱垂时间较长，脱垂肠段黏膜水肿，可予高渗盐水湿敷消肿后再试以复位。若复位失败或嵌顿肠曲已坏死者应立即手术，应及时切除坏死肠段并重建造口。

5）造口旁疝：积极治疗各种引起腹内压增高的基础疾病。保守治疗的方法包括对较小且无症状的造口旁疝用棉垫或海绵外加腹带或疝带压迫造口周围，以加强腹壁的抗力。对症状明显或影响造口功能者则应手术治疗。手术方法可分为原位修补和造口移位修补，有条件者可使用补片于腹腔镜下进行修补。

6）内疝形成：内疝的治疗与机械性肠梗阻的治疗方式相同，若经过保守治疗患者症状不能缓解或进行性加重，甚至出现腹膜炎体征，应尽早剖腹探查。将疝入的小肠复位，并关闭引起嵌顿的孔隙。如肠管发生绞窄坏死，应切除坏死肠段。

7）造口肠管穿孔：一旦确诊，应立即手术，根据穿孔大小、时间、污染情况决定手术方式。对穿孔大、位置深，特别是出现明显腹膜炎体征的患者，应及时剖腹探查，直视下修补穿孔，并反复冲洗腹腔后重建造口；如有造口旁脓肿形成，充分引流脓液后放置橡皮片或胶管，同时全身应用抗生素。

8）造口出血：如有黏膜少量糜烂出血可用肾上腺素浸润的药棉外敷或凝血酶药粉涂洒在黏膜上即可止血。来源于肠系膜血管小分支的严重出血，应找到出血的血管，给予结扎或缝扎止血。

（7）小肠造瘘口的并发症

1）造口缺血坏死：应该首先明确坏死的范围和程度，合理选择保守治疗或手术治疗。可使用内窥镜或透明试管来明确肠管坏死长度，如延续到腹腔内，需立即选择手术治疗。如局限于腹腔外的肠管，可考虑采取单纯清创或观察性治疗，但有可能会导致造口回缩或造口狭窄。

a.保守治疗

适用于缺血坏死位置表浅、局限，坏死部位在腹壁筋膜以上，不影响肠管收缩者。治疗措施包括：清除坏死组织，局部引流、肠外营养支持、应用抗生素、造口处予溃疡粉保护、严密观察。

b.手术治疗

手术应先准备好用于造口的肠管，以便有足够的时间观察其血供。避免对肠系膜、脂肪垂的过度修整。如断端有出血点需要缝合或电凝止血，手术结束前应重新评估止血效果。

2）造口狭窄：可通过在造口置入粗乳胶管减压来进行初步的缓解。轻度狭窄者可进行适当的扩张，严重的狭窄以及炎症性肠病或缺血导致的狭窄，需要再次手术。

3）造口脱垂：轻度肠管脱垂如无特殊不适，可不必处理。对造口急性脱垂伴有嵌顿而无绞窄的患者，可使用高渗溶液湿敷减轻水肿，并尝试复位。注射硬化剂有助于防止复发。重度脱垂、症状明显或出现嵌顿者应及时手术切除脱垂肠管，重新造口。

4）造口旁疝：造口旁疝较小和症状轻微者可保守治疗。部分造口旁疝需手术治疗，包括嵌顿、绞窄、穿孔、造口缺血、坏死等情况，必要时应急诊手术治疗。有条件者可使用补片于腹腔镜下进行修补。

（8）Trocar疝

明确是Trocar疝，可沿着Trocar孔扩大切口，行疝返纳，修补缺损。

（9）乳糜瘘

建议予肠外营养（TPN）进行营养支持，同时立即应用生长抑素，延迟拔除腹腔引流管，腹胀严重者可行胃肠减压。

四、不同系统肿瘤所致胃肠损伤的治疗

针对不同系统的肿瘤导致的胃肠道损伤，一定要基于肿瘤本身的治疗原则，利用多学科联合诊疗（MDT），从而根据不同患者的疾病特性制定个体化的诊疗方案，以下将针对几种不同系统的肿瘤引起的胃肠道损伤的治疗进行阐述。

（一）泌尿、生殖系统肿瘤

1.尿路上皮癌

尿路上皮癌（urothelial carcinoma，简称UC）是指尿路覆盖上皮（其中包括肾盂、输尿管、膀胱及部分后尿道及前列腺大导管内覆盖上皮）恶变所致的上皮癌。而在输尿管癌及膀胱癌根治术当中，最常见的尿流改道途径为经腹壁、尿道和经直肠乙状结肠，而后两种涉及肠道的重建，围术期相关并发症及其治疗方式包括如下。

（1）肠梗阻

禁食、胃肠减压、抑酸、补液、促进胃肠蠕动等保守治疗，术前胃肠道准备时减少肠道应激、微创手术减少肠道术中暴露、术后早期下床活动可有效缩短胃肠道恢复时间。

（2）肠瘘

回肠瘘往往起病较急，一旦发现应积极剖腹探查，避免进一步恶化。直肠瘘多为术中不经意损伤所致，往往瘘口较小，对漏出液局限、引流通畅、无明显腹腔感染症状者，可行保守治疗，否则，应积极手术。

（3）回肠导管缺血、坏死

术后发现回肠导管颜色变暗需密切观察，积极处理病因，明确导管坏死应积极手术。

（4）造口旁疝

回肠导管术后因腹壁部分肌肉缺损，长期随访可见造口旁疝。其手术修补困难，重在预防。回肠导管全腹膜外化能有效减少造口旁疝发生。

2.前列腺癌

（1）前列腺癌局部侵犯症状

前列腺癌本身侵犯引起直肠浸润往往较少，通常出现在即为晚期的患者，通常表现为直肠刺激症状，如排便聚集，排便困难，以及肛门周围疼痛等，此时可应用保守治疗，如改善粪便性状（软化大便，应用缓泻剂）、局部涂抹镇痛药物缓解肛门周围疼痛刺激。若压迫引起排便困难可留置肛管。若在原发肿瘤控制的情况下保守治疗无效，或原发肿瘤无法控制导致直肠肛门症状加重，可进行乙状结肠造口改善症状。

（2）前列腺癌术中损伤胃肠道

前列腺癌与直肠、肛提肌等结构关系密切，若手术过程中不慎损伤，可根据术中损伤程度进行直肠的浆肌层修补、全层修补、直肠切除吻合。若常规肠道准备不充分，可行转流性造口（回肠或结肠），利于损伤破口或吻合口的充分愈合，3~6个月后进行还纳。

3.宫颈癌

（1）放疗

放疗往往适用于所有分期的宫颈癌，放疗本身可能引起的胃肠道损伤的相关治疗在前篇已描述，这里不再赘述。若肿瘤侵犯直肠则需要行盆腔廓清，但尤其应当注意放疗后由于局部组织纤维化，可导致手术难度增加，应当经过多学科联合会诊，充分评估术前影像学检查，制定详尽的手术方案。

（2）姑息治疗

对于无法根治的宫颈癌，若出现肿瘤并发症（如肠梗阻、肠瘘等），可进行禁食、胃肠减压、抑酸、补液、促进胃肠蠕动等保守治疗，或进行手术治疗，根据情况行肠切除肠吻合、肠造口等。

4.子宫内膜癌

晚期的子宫内膜癌,即FIGO分期为Ⅲ期和Ⅳ期的,往往需要进行肿瘤细胞减灭术,其也可发生胃肠道的种植转移,尤其以道格拉斯窝种植浸润、侵犯直肠前壁多见,可将肿瘤连同子宫附件和受累直肠整块切除,行乙状结肠-直肠(肛管)吻合。

5.卵巢癌

晚期卵巢癌的标准术式为最大限度的肿瘤细胞减灭术,其往往也可以发生胃、小肠、阑尾、结肠、直肠等种植转移,应当尽可能剥除受累腹膜或对粟粒样转移灶行消融。若无法剥除,应当根据情况进行消化道的切除及吻合重建。

(二)消化系统肿瘤

1.肝外胆管癌

若肝外胆管癌局部侵犯消化道,如肿瘤侵犯至周围小肠、结肠、大网膜等1个邻近器官,可扩大切除范围并力求使各器官组织切缘均为阴性。如肿瘤侵犯至胃、十二指肠、胰腺等1~2个胆囊邻近器官,虽然胰十二指肠等扩大切除范围的手术方案可能达到肿瘤R0切除,但鉴于胆囊癌高度恶性、辅助治疗效果不良、愈后极差的临床特点，扩大切除范围意味着需承受更高的手术风险及术后并发症风险而未能显著改善预后，故不建议常规实施。

2.胰腺癌

胰腺癌对消化系统的损伤主要为肿瘤晚期导致的消化道梗阻（十二指肠梗阻）。胰腺癌合并消化道梗阻的治疗方式并未达成共识，除常规保守治疗外，开放或腹腔镜下胃空肠吻合术及内镜下消化道支架置入等均可改善梗阻症状。对合并消化道梗阻的晚期胰腺癌，预计病人生存期较长且一般情况良好时，建议行胃空肠吻合术；预计生存期较短或一般情况较差无法耐受手术者，可行内镜下支架置入。

（三）呼吸系统肿瘤

肺癌本身较少直接引起胃肠道损伤，往往是小细胞肺癌引起的副瘤综合征，表现为胃肠道功能紊乱，以及进行综合治疗的过程中如放疗、化疗、靶向、免疫治疗等引起的胃肠道不良反应，如腹痛、腹泻、便秘、恶心、呕吐等症状，通常经过对症治疗或调整药物剂量可以缓解。若出现转移导致的或综合治疗过程中导致的消化道穿孔、出血等，应积极评估患者手术指征，排除手术禁忌后可考虑手术治疗。

（四）骨及软组织肿瘤

常规的骨肿瘤或软组织肿瘤，往往位于四肢或躯干，较少累及腹部或腹腔脏器，造成胃肠道损伤较少，可能引起胃肠道症状最为常见的肿瘤为来源于骨盆的肿瘤，尤其是来源于骶骨的肿瘤，如骨肉瘤、尤文肉瘤、脊索瘤等。

1）来源于骶骨肿瘤增大，能够向前压迫直肠，最常见的就是引起排便困难甚至直肠梗阻，可采用经肛门放置肛管减压、配合缓泻、刺激排便等减轻梗阻症状。可在多学科联合会诊情况下制定手术方案，决定能否保留直肠或进行直肠切除、吻合或造口。若肿瘤无法切除，保守治疗效果不加，也可进行结肠或回肠造口解决梗阻症状。

2）除肿瘤对直肠的直接压迫，手术切除骶骨可能需要切除相应的骶神经，可能引起排便功能障碍，在保证肿瘤根治的情况下，尽可能多地保留神经，是预防排便功能障碍的方式。若术后神经损伤导致肛门排便功能障碍，可根据手术方式进行结肠永久性造口，粪便改道，解除排便功能障碍的问题。

3）骨肿瘤术后放置的钉棒、假体及骨水泥等植入物，可能出现松动、滑脱等风险，可能会向前影响到胃肠道，引发肠梗阻、出血、穿孔等，为明确上述问题，应通过积极手术探查进行确定。

（五）中枢神经系统肿瘤

1.恶心、呕吐

（1）多学科评估

需要联合神经科、胃肠科、影像科、放疗科、肿瘤科等进行多学科综合评估。通常以控制原发肿瘤病灶及降低颅内压（ICP）为主要原则。

（2）病因治疗

恶心、呕吐是中枢神经系统肿瘤导致的ICP增高等的临床表现之一，其治疗根本上需要对原发中枢神经系统肿瘤本身进行有效控制。

（3）ICP增高的治疗

1）一般治疗：头高30°的体位降低ICP。镇静、镇痛、控制胸腹压等措施降低ICP，防止ICP剧烈波动。

2）甘露醇：甘露醇是治疗ICP增高最常使用的一线药物。其使用需要监测患者临床表现、ICP、影像表现、电解质、循环容量、血浆渗透压、肾功能等指标。

3）高渗盐水：3%浓度的高渗盐水降低ICP。监测患者临床表现、ICP、影像表现、电解质、循环容量、血浆渗透压、肾功能等指标。注意高渗盐水停用时，需要逐渐减量。

4）苯巴比妥/硫喷妥钠：具有较高的低血压发生率，需要密切注意低血压风险。

5）呋塞米联合甘露醇可以增加甘露醇的降压效果，且延长有效降压时间，可以用于单用甘露醇降压效果不佳的患者。

6）此外，还可采用侧脑室分流、部分颅骨切除减压等降低颅内压，但对于颅内肿瘤患者应当同时评估颅内肿瘤病灶可切除性。

（4）止吐药物

1）甲氧氯普胺：必要时可联合地塞米松、托烷司琼增加止吐效果。

2）奥氮平。

3）丁酰苯类药物。氟哌啶醇和氟哌利多是此类药物中最广泛使用的药物。

2.脊髓肿瘤导致的大便失禁

（1）多学科评估

肿瘤直接压迫、椎体骨折或不稳定等原因压迫、损伤低级排便中枢可致大便失禁。应当联合脊柱外科、神经科、胃肠科、肿瘤科、影像科、放疗科等多学科充分评估。应当评估病灶的可切除性或脊柱生理结构的可恢复性，以及神经受压时间和程度，是否可逆等。

（2）病因治疗

控制原发病是最主要治疗原则和治疗措施。对于特定患者可采用局部手术切除压迫神经的病灶，或恢复椎体完整性。但是如果肿瘤压迫神经时间过长，导致神经出现不可逆的损伤，此时即使手术切除病灶也很难改善症状。

（3）对症治疗

加强护理，防止感染、失禁相关性皮炎等并发症。

（六）头颈部肿瘤

1.吞咽困难

（1）多学科评估

对于头颈部肿瘤导致的吞咽困难，需要联合头颈外科、胸外科、胃肠科、影像科、放疗科、肿瘤科等进行多学科综合评估。通过主观和客观评估工具评估吞咽困难的位置、程度、性质、误吸风险等，同时综合考虑患者身体条件及患者社会心理因素等。评估时间应当在治疗开始前，以及在患者疾病发展和治疗进程中适时重复筛查，动态评估。可采用饮水试验、功能性经口摄食量表、EORTC QLQ-C30 量表、QLQ-H&N35 量表、MD Anderson 吞咽困难量表等。可通过吞咽造影检查、纤维鼻咽喉内镜吞咽功能检查等方式评估吞咽功能。

（2）病因治疗

吞咽困难治疗根本上需要对原发肿瘤进行有效控制。

（3）饮食治疗

1）应当重视对患者的教育，特别是在治疗开始前。

2）可适当改变饮食性状。常用的有液体增稠、质地改良饮食等方法。

3）吞咽练习：在进食吞咽时，可采用侧方吞咽、空吞咽、用力吞咽、点头样吞咽、声门上吞咽等方法；在非进食期，采用单音发声练习、吹口哨、鼓腮、舌部运动等强化口、唇、舌、颊等的运动功能；可以采用喉上抬练习、Valsava 动作等改善咽喉运动能力。

（4）对症治疗

1）鼻胃管：留置鼻胃管并经鼻胃管给予肠内营养适用于结构和功能紊乱无法通过功能训练等措施改善，或者拒绝经口进食的患者，但不建议长期留置。

2）经皮内镜下胃造口术：对于需要永久或长期肠

内营养支持的患者，可采用经皮内镜下胃造口术以降低鼻胃管带来的不适感，但预防性经皮内镜下胃造口术需要慎重。

3）肉毒毒素注射：可改善唾液过多症状。

4）柔性经鼻食管镜与球囊扩张：需要注意，球囊扩张存在复发的风险，以及穿孔、撕裂等并发症。

5）环咽肌切开术：对于环咽肌狭窄导致的吞咽困难，可以采用环咽肌切开术切断环咽肌以改善吞咽困难。

2.甲状腺髓样癌导致的腹泻

（1）多学科评估

需要联合内分泌科、头颈外科、胃肠科、急诊科、胸外科、影像科、放疗科、肿瘤科等进行多学科综合评估。

（2）病因治疗

应当以有效控制原发病灶为治疗首要原则。

（3）对症治疗

1）生长抑素类似物：生长抑素类似物（奥曲肽、兰瑞肽等）可有效改善患者的腹泻症状，降低排便次数和排便强度。

2）抗胃肠动力药物：洛哌丁胺可抑制肠道平滑肌的收缩，减少肠蠕动，延长食物在小肠的停留时间，促进水、电解质及葡萄糖的吸收。此外，还可使用阿托品、可待因等。

3）维持水电解质平衡：应当严密监测电解质、肝肾功等指标，及时予以对症治疗维持水电解质平衡。

（七）血液系统肿瘤导致的胃肠道损伤

1.胃肠道细菌感染的预防与治疗

（1）多学科评估

需要联合血液科、胃肠科、感染科、肿瘤科等进行多学科综合评估。通常以控制原发肿瘤为主要原则。但需要综合考虑肿瘤本身条件、干预性治疗后的预后、患者身体条件及患者社会心理因素等。

（2）病因治疗

注意化疗剂量及疗程长短的选择，与患者的一般状态相结合，注意个体差异。化疗既要达到预期疗效，又要充分评估粒细胞缺乏发生感染的风险。

（3）感染预防

1）粒细胞$<1.0\times10^9$/L时，应将患者安排在隔离病房。

2）粒缺期间，可用苏打水漱口，口服克霉唑、氟康唑、喹诺酮类预防感染。

3）集落刺激因子及时纠正粒缺。

（4）感染治疗

如有感染征象，及时留取标本。早期足量使用抗生素，采用广谱抗菌活性强的药物。之后根据病原检查结果调整方案。抗细菌治疗欠佳时，应当考虑合并真菌感染，及时加用抗真菌药物。

（5）支持治疗

应当予以营养支持治疗，及时纠正各项水、电解质、营养紊乱。

（6）真菌感染治疗

真菌感染可用嘧啶类、唑类、多烯类及棘白菌素类等药物。一线可用伊曲康唑、两性霉素 B、氟康唑等；也可选用伏立康唑、卡泊芬净等。

2.胃肠道出血

（1）多学科评估

应当充分评估出血原因，联合血液科、肿瘤科、胃肠科、影像科、放疗科等。需要综合考虑肿瘤本身条件、预后、患者身体条件及社会心理因素等。

（2）病因治疗

首先应当有效控制原发疾病。

（3）凝血功能障碍导致胃肠道出血的治疗

应当根据具体的凝血障碍类型进行替代治疗。血小板低者可酌情补充血小板。凝血因子缺陷涉及多因子首选补充新鲜冰冻血浆。原则是缺什么补什么，缺多少补多少，必要时视缺乏的凝血成分补充相应凝血因子制剂。若患者出血程度较重，应先复苏再治疗。

（4）胃肠道部位的血液系统肿瘤导致胃肠道出血的治疗

1）支持治疗：消化道血管瘤引起的出血，通常需要消化内科医师通过内镜进行确诊，血管造影、核素显像均有重要的诊断意义。因此需要联合消化内科、胃肠外科、肿瘤科、介入科、影像科等多学科进行评估。

2）药物治疗：可以局部或静脉使用止血药物，但静脉应用需注意血栓风险。上消化道出血常规应用质子泵抑制剂、生长抑素及其类似物等。

3）内镜下治疗：出血患者初诊24小时内应完成内镜检查。如条件允许，可一并内镜下止血。常用的内镜治疗方法包括药物局部注射、热凝和机械止血等。

4）血管栓塞治疗：内镜止血失败患者可选择经导管血管栓塞（Transcatheter arterial embolization，TAE）。

5）外科治疗：对于病因及出血部位明确的消化道

出血的患者，经药物、内镜和/或放射介入治疗等多学科治疗，出血仍然不能控制，病情紧急时应积极采用手术治疗止血。如选择手术治疗，应当同时评估原发病灶可切除性，尽可能做到 R0 切除。

3.消化道梗阻

（1）多学科评估

血液系统肿瘤导致的消化道梗阻，需要联合血液科、胃肠科、影像科、放疗科、肿瘤科等进行多学科综合评估。通常以控制原发肿瘤病灶及解除梗阻为主要原则。综合考虑肿瘤本身条件、外科治疗指征、干预性治疗后的预后、患者身体条件及患者社会心理因素等。

（2）病因治疗

根本上应当对原发血液系统肿瘤进行有效控制。

（3）胃肠减压

胃肠减压是治疗消化道梗阻的主要措施之一，并应当首先进行。

（4）纠正水、电解质紊乱和酸碱失衡

血液生化检查结果尚未获得前，要先给予平衡盐溶液。待测定结果出来后再添加电解质与纠正酸碱平衡。同时需进行尿量监测。

（5）防治感染和中毒

应当预防性使用抗生素。

（6）药物治疗

应当使用止痛、镇静、解痉等一般对症治疗缓解症状。并予以抑制肠道分泌、抗胃肠动力、减轻水肿等治疗。

（7）手术治疗

非手术治疗无效，且评估可耐受手术的患者，可行手术治疗。应同时评估原发病灶可切除性，尽量兼顾肿瘤根治、梗阻症状缓解及营养状况改善。如无法达到肿瘤根治，也可以进行减瘤、旁路、造口手术等。

（8）不同部位梗阻的特殊治疗

1）上消化道梗阻：可放置肠内支架缓解幽门梗阻或放置食管支架缓解食管胃结合部/胃贲门梗阻。

2）结直肠梗阻：结肠镜下放置自膨式金属支架。

4.肠套叠

（1）多学科评估

应当尽早、快速进行多学科评估，联合血液科、胃肠科、影像科、放疗科、肿瘤科等。

（2）一般处理

禁饮食、胃肠减压、补液、营养支持等对症治疗，抗感染治疗。

（3）手术治疗

肿瘤导致的肠套叠原则上均应手术治疗。但需要充分评估患者的一般状况、肿瘤可切除性。

（八）恶性血管瘤的胃肠道损伤治疗

1.消化道出血

消化道血管瘤引起的出血，通常需要消化内科医师通过内镜进行确诊，血管造影、核素显像均有重要的诊断意义。因此需要联合消化内科、胃肠外科、肿瘤科、介入科、影像科等多学科进行评估。

其治疗参考本章节前述对消化道出血的治疗，但需要注意，手术治疗原则上应当在明确出血部位后实施。

2.肠梗阻

参考本章节前述对于肠梗阻的治疗。但需要注意，恶性血管瘤导致的肠梗阻较容易出现自发出血，或在治疗过程中出现继发出血，可能需要同时处理梗阻与出血，因此手术治疗具有更加重要的作用。

3.消化道穿孔

恶性血管瘤导致的消化道穿孔往往合并出血，需要综合、全面、快速进行多学科评估，包括括穿孔部位、严重程度、合并出血、全身感染严重程度、肿瘤情况、共存疾病及手术耐受程度等。原则上应首先考虑手术治疗，应以抢救生命为第一要务。最佳的手术方案应当能够同时兼顾对穿孔的紧急处理及对肿瘤病灶的根治性切除。

（九）腹膜后肿瘤的胃肠道症状

1.腹胀、恶心、呕吐

应当联合胃肠外科、消化内科、肿瘤科、影像科、病理科、放疗科等多学科进行评估，由于腹膜后肿瘤病理类型多，异质性大，手术难度大，因此更需多学科协作以明确诊断，制定治疗方式。

病因治疗是核心，对症治疗可参考本章节前述治疗方式。

2.神经内分泌肿瘤类癌综合征导致的腹泻

腹膜后肿瘤病理类型复杂，肿瘤异质性高，尤需联合胃肠外科、消化内科、肿瘤科、影像科、病理科、放疗科等多学科进行评估，明确诊断及治疗。

病因治疗为核心，如患者一般状况良好，经评估可耐受手术，应当进行手术切除原发病灶。药物治疗可参考本章节前述内容，采用生长抑素类似物、抗胃肠动力药物等。

参考文献

1.陈孝平，汪建平，赵继宗.外科学.第9版.北京：人民卫生出版社，2018.

2.陈旻湖，杨云生，唐承薇.消化病学.北京：人民卫生出版社，2019.

3.Frank H，Netter.奈特人体解剖学彩色图谱.张卫光，译.北京：人民卫生出版社，2019

4.王庭槐.生理学.第9版.北京：人民卫生出版社，2018.

5.王建枝，钱睿哲.病理生理学.9版.北京：人民卫生出版社，2018.

6.李一雷.病理学.9版.北京：人民卫生出版社，2018.

7.International Agency for Research on Cancer WHO. Gastric Source：Globocan 2020.

8.中华人民共和国国家卫生健康委员会医政医管局.胃癌诊疗指南（2022年版）.中华消化外科杂志，2022，21（9）：1137-1164.

9.中国抗癌协会胃癌专业委员会，徐惠绵，李凯.CACA胃癌整合诊治指南（精简版）中国肿瘤临床，2022，49（14）：703-710.

10.葛均波，徐永建，王辰.内科学.9版.北京：人民卫生出版社，2018.

11.梁洁，卢媛媛.整合消化病学.西安：科学出版社，2022.

12.樊代明.整合医学：理论与实践.西安：世界图书出版西安有限公司，2021.

13.陈旻湖，张澍田主编.消化内科学高级进阶.北京：中华医学电子音像出版社，2019.

14.崔慧先，李瑞锡.局部解剖学.北京：人民卫生出版社，2018.

15.Sun W，Guo Y，Zhang S，et al. Fecal Microbiota Transplantation Can Alleviate Gastrointestinal Transit in Rats with High-Fat Diet-Induced Obesity via Regulation of Serotonin Biosynthesis. Biomed Res Int，2018，2018：8308671.

16.Fluhr L，Mor U，Kolodziejczyk A A，et al. Gut microbiota modulates weight gain in mice after discontinued smoke exposure. Nature，2021，600（7890）：713-719.

17. Zhao R，Coker O O，Wu J，et al. Aspirin Reduces

Colorectal Tumor Development in Mice and Gut Microbes Reduce its Bioavailability and Chemopreventive Effects. Gastroenterology, 2020, 159（3）: 969-983. e4.

18. Sullivan Z A, Khoury-Hanold W, Lim J, et al. γδ T cells regulate the intestinal response to nutrient sensing. Science（New York, NY）, 2021, 371（6535）: eaba8310.

19. Sano T, Kageyama T, Fang V, et al. Redundant cytokine requirement for intestinal microbiota-induced Th17 cell differentiation in draining lymph nodes. Cell Rep, 2021, 36（8）: 109608.

20. Xu M, Pokrovskii M, Ding Y, et al. c-MAF-dependent regulatory T cells mediate immunological tolerance to a gut pathobiont. Nature, 2018, 554（7692）: 373-377.

21. Yan Y, Ramanan D, Rozenberg M, et al. Interleukin-6 produced by enteric neurons regulates the number and phenotype of microbe-responsive regulatory T cells in the gut. Immunity, 2021, 54（3）: 499-513.e5.

22. Yang D, Jacobson A, Meerschaert K A, et al. Nociceptor neurons direct goblet cells via a CGRP-RAMP1 axis to drive mucus production and gut barrier protection. Cell, 2022, 185 (22): 4190-4205.e25.

23. Gribble F M, Reimann F. Function and mechanisms of enteroendocrine cells and gut hormones in metabolism. Nat Rev Endocrinol, 2019, 15 (4): 226-237.

24. Beumer J, Gehart H, Clevers H. Enteroendocrine Dynamics - New Tools Reveal Hormonal Plasticity in the Gut. Endocr Rev, 2020, 41 (5): bnaa018.

25. Chen Z, Luo J, Li J, et al. Interleukin-33 Promotes Serotonin Release from Enterochromaffin Cells for Intestinal Homeostasis. Immunity, 2021, 54 (1): 151-163.e6.

26. Li T, Fu B, Zhang X, et al. Overproduction of Gastrointestinal 5-HT Promotes Colitis-Associated Colorectal Cancer Progression via Enhancing NLRP3 Inflammasome Activation. Cancer immunology research, 2021, 9 (9): 1008-1023.

27. Wang Y, Tong Q, Ma S R, et al. Oral berberine improves brain dopa/dopamine levels to ameliorate Parkin-

son's disease by regulating gut microbiota. Signal Transduct Target Ther, 2021, 6 (1): 77.

28. Maini Rekdal V, Bess E N, Bisanz J E, et al. Discovery and inhibition of an interspecies gut bacterial pathway for Levodopa metabolism. Science, 2019, 364 (6445): eaau6323.

29. Watnick P I, Jugder B E. Microbial Control of Intestinal Homeostasis via Enteroendocrine Cell Innate Immune Signaling. Trends Microbiol, 2020, 28 (2): 141-149.

30. Wang J, Ji H. Influence of Probiotics on Dietary Protein Digestion and Utilization in the Gastrointestinal Tract. Curr Protein Pept Sci, 2019, 20 (2): 125-131.

31. Liu G, Chong H X, Chung F Y, et al. Lactobacillus plantarum DR7 Modulated Bowel Movement and Gut Microbiota Associated with Dopamine and Serotonin Pathways in Stressed Adults. Int J Mol Sci, 2020, 21 (13): 4608.

32. Liu J, Wang H W, Lin L, et al. Intestinal barrier damage involved in intestinal microflora changes in fluoride-induced mice. Chemosphere, 2019, 234: 409-418.

33.Paone P, Cani P D. Mucus barrier, mucins and gut microbiota: the expected slimy partners? Gut, 2020, 69 (12): 2232-2243.

34.鲍杰，孙悦，曹海龙.应激相关脑-肠轴失调在炎症性肠病中作用的研究进展.国际消化病杂志，2022，42（4）：205-208.

35.Mayer E A, Nance K, Chen S. The Gut-Brain Axis. Annu Rev Med. 2022, 73: 439-453.

36.Fesler Z, Mitova E, Brubaker P L. GLP-2, EGF, and the Intestinal Epithelial IGF-1 Receptor Interactions in the Regulation of Crypt Cell Proliferation. Endocrinology, 2020, 161 (4): bqaa040.

37.Kitamoto S, Kamada N. Untangling the oral-gut axis in the pathogenesis of intestinal inflammation. Int Immunol, 2022, 34 (9): 485-490.

38.Jia L, Wu R, Han N, et al. Porphyromonas gingivalis and Lactobacillus rhamnosus GG regulate the Th17/Treg balance in colitis via TLR4 and TLR2. Clin Transl Immunology, 2020, 9 (11): e1213.

39.张文杰，戴岳."肺-肠轴"的研究进展.药学研究，

2022, 41（1）: 53-56.

40. Aktas B, Aslim B. Gut-lung axis and dysbiosis in COV-ID-19. Turk J Biol, 2020, 44（3）: 265-272.

41. Simbrunner B, Trauner M, Reiberger T. Review article: therapeutic aspects of bile acid signalling in the gut-liver axis. Aliment Pharmacol Ther, 2021, 54（10）: 1243-1262.

42. Fiorucci S, Distrutti E, Carino A, et al. Bile acids and their receptors in metabolic disorders. Prog Lipid Res, 2021, 82: 101094.

43. Giordano L, Mihaila S M, Eslami Amirabadi H, et al. Microphysiological Systems to Recapitulate the Gut-Kidney Axis. Trends Biotechnol, 2021, 39（8）: 811-823.

44. Rukavina Mikusic N L, Kouyoumdzian N M, Choi M R. Gut microbiota and chronic kidney disease: evidences and mechanisms that mediate a new communication in the gastrointestinal-renal axis. Pflugers Arch, 2020, 472（3）: 303-320.

45. Herlihy N, Feakins R. Gut inflammation induced by

drugs：Can pathology help to differentiate from inflammatory bowel disease? United European gastroenterology journal，2022，10（5）：451-464.

46.Patil P A，Zhang X. Pathologic Manifestations of Gastrointestinal and Hepatobiliary Injury in Immune Checkpoint Inhibitor Therapy. Archives of pathology & laboratory medicine，2021，145（5）：571-582.

47.中华医学会外科学分会结直肠外科学组，中国医师协会外科医师分会结直肠外科医师委员会与中国抗癌协会大肠癌专业委员会，中国放射性直肠损伤多学科诊治专家共识（2021版）.中华胃肠外科杂志，2021，24（11）：937-949.

48.胡彤，庞智.免疫检查点抑制剂相关性胃肠道损伤的研究进展.胃肠病学和肝病学杂志，2020，29（02）：208-211.

49.Tai F W D，Mcalindon M E. Non-steroidal anti-inflammatory drugs and the gastrointestinal tract . Clinical medicine（London，England），2021，21（2）：131-134.

50.Karamchandani D M，Westbrook L，Arnold C A. Drug-induced digestive tract injury：decoding some invisible offenders. Human pathology，2022.

51. Shafi M A. Gastrointestinal Motility Issues in Cancer Patients. Current gastroenterology reports，2019，21（12）：69.

52. Farmer A D，Holt C B，Downes T J，et al. Pathophysiology，diagnosis，and management of opioid-induced constipation. The lancet Gastroenterology & hepatology，2018，3（3）：203-212.

53. Pietropaolo G，Pugliese D，Armuzzi A，et al. Magnesium Absorption in Intestinal Cells：Evidence of Cross-Talk between EGF and TRPM6 and Novel Implications for Cetuximab Therapy. Nutrients，2020，12（11）：3277.

54. Dzutsev A，Badger J H，Perez-chanona E，et al. Microbes and Cancer . Annual review of immunology，2017，35：199-228.

55. Li Y，Zhao L，Li X F. Hypoxia and the Tumor Microenvironment. Technology in cancer research & treatment，2021，20：15330338211036304.

56. Dibaise J K. Paraneoplastic gastrointestinal dysmotility：

when to consider and how to diagnose . Gastroenterology clinics of North America，2011，40（4）：777-786.

57. Akbarali H I，Muchhala K H，Jessup D K，et al. Chemotherapy induced gastrointestinal toxicities. Advances in cancer research，2022，155：131-166.

58. Liu L，Bai Y，Xiang L，et al. Interaction between gut microbiota and tumour chemotherapy . Clinical & translational oncology：official publication of the Federation of Spanish Oncology Societies and of the National Cancer Institute of Mexico，2022，24（12）：2330-2341.

59. 武鑫，赵付雅，孙加玉，等 . 肠道菌群与肿瘤化疗之间的互作关系 . 中国微生态学杂志，2021，33（2）：242-245

60. 王圣子，王杰，陈超 . 化疗引起肠道屏障功能障碍的机制及其防治研究进展 . 山东医药，2021，61（2）：88-91.

61. 王学农 . 抗肿瘤中草药的药理分类及其临床价值 . 中国保健营养，2019，29（15）：354.

62. 樊代明 . 整合肿瘤学·基础卷 . 西安：世界图书出版西安有限公司，2021.

63. Arora N，Gupta A，Singh P P. Biological agents in gastrointestinal cancers：adverse effects and their management. Journal of gastrointestinal oncology，2017，8（3）：485-498.

64. Kim Y，Quach A，Das S，et al. Potentiation of calcium-activated chloride secretion and barrier dysfunction may underlie EGF receptor tyrosine kinase inhibitor-induced diarrhea . Physiological reports，2020，8（13）：e14490.

65. Tao G，Chityala P K. Epidermal growth factor receptor inhibitor-induced diarrhea：clinical incidence，toxicological mechanism，and management. Toxicology research，2021，10（3）：476-486.

66. Soularue E，Lepage P，Colombel J F，et al. Enterocolitis due to immune checkpoint inhibitors：a systematic review. Gut，2018，67（11）：2056-2067.

67. Luoma A M，Suo S，Williams H L，et al. Molecular Pathways of Colon Inflammation Induced by Cancer Immunotherapy. Cell，2020，182（3）：655-671.e22.

68. 樊代明，徐惠绵，等 . 中国肿瘤整合诊治指南（CA-

CA）—胃癌．天津：天津科学技术出版社，2022.

69. 中华医学会外科学分会结直肠外科学组，中国医师协会外科医师分会结直肠外科医师委员会，中国抗癌协会大肠癌专业委员会．中国放射性直肠损伤多学科诊治专家共识（2021版）．中华胃肠外科杂志，2021，24（11）：937-949.

70. Fan J，Lin B，Fan M，et al. Research progress on the mechanism of radiation enteritis．Frontiers in oncology，2022，12：888962.

71. Tourelle K M，Boutin S，Weigand M A，et al. The Association of Gut Microbiota and Complications in Gastrointestinal-Cancer Therapies. Biomedicines，2021，9（10）.

72. 樊代明．整合肿瘤学·临床卷．北京：科学出版社，2021.

73. 樊代明．整合肿瘤学·基础卷．西安：世界图书出版西安有限公司，2021.

74. 戴伟钢，董文广．胰十二指肠切除术后胃肠功能的改变．消化肿瘤杂志：电子版，2011（4）：5.

75. 中国抗癌协会妇科肿瘤专业委员会．妇科恶性肿瘤多学科诊疗中国专家共识（2022 年版）. 中国癌症杂志，2022，32（8）：747-756.

76. 李偲，刘克玄，邓小明，等. 术后胃肠功能障碍防治专家共识. 国际麻醉学与复苏杂志，2021，42（11）：1133-1142.

77. Hussain Z, Park H. Inflammation and Impaired Gut Physiology in Post-operative Ileus: Mechanisms and the Treatment Options. Journal of neurogastroenterology and motility，2022，28（4）：517-530.

78. Bao Q, Yu L, Chen D, et al. Variation in the gut microbial community is associated with the progression of liver regeneration . Hepatology research: the official journal of the Japan Society of Hepatology，2020，50（1）：121-136.

79. Ypsilantis P, Lambropoulou M, Grapsa A, et al. Pringle maneuver deteriorates gut barrier dysfunction induced by extended-liver radiofrequency ablation . Digestive diseases and sciences，2011，56（5）：1548-1556.

80. Elgharably H, Gamaleldin M, Ayyat K S, et al. Serious Gastrointestinal Complications After Cardiac Surgery

and Associated Mortality . The Annals of thoracic surgery，2021，112（4）：1266-1274.

81. 李偲等，术后胃肠功能障碍防治专家共识.国际麻醉学与复苏杂志，2021. 42（11）：1133-1142.

82. 刘劲芳，江基尧.颅脑创伤后应激性溃疡防治中国专家共识.中华神经外科杂志，2018，34（7）：649-652.

83. Hanscom M，Loane D J，Shea-donohue T. Brain-gut axis dysfunction in the pathogenesis of traumatic brain injury. The Journal of clinical investigation，2021，131（12）：e143777.

84. 李运景，李雪芹.全肠外营养引起的肠道并发症及其预防.药物不良反应杂志，2010，12（6）：415-418.

85. 李奇林，张媛.重视中枢神经系统危重急症的胃肠道并发症，中华医学会急诊医学分会第十三次全国急诊医学学术年会.中国云南昆明，2010：383.

86. Lin T L，Yap A Q，Wang J H，et al. Long term survival in patients with hepatocellular carcinoma directly invading the gastrointestinal tract：case reports and literature review . Surg Oncol，2011，20（4）：e207-214.

87. 魏薇，费贵军.焦虑抑郁状态在肠易激综合征发病机制中的作用.中国实用内科杂志，2018，38（1）：77-80.

88. Levi M. Disseminated Intravascular Coagulation in Cancer: An Update. Semin Thromb Hemost，2019，45（4）：342-347.

89. Molina-torres G，Rodriguez-arrastia M，Roman P，et al. Stress and the gut microbiota-brain axis. Behav Pharmacol，2019，30（2 and 3-Spec Issue）：187-200.

90. Zhao D，Han D F，Wang S S，et al. Roles of tumor necrosis factor-α and interleukin-6 in regulating bone cancer pain via TRPA1 signal pathway and beneficial effects of inhibition of neuro-inflammation and TRPA1. Mol Pain，2019，15：1744806919857981.

91. 恶性肿瘤相关急腹症多学科管理中国专家共识.中华胃肠外科杂志，2020，（5）：421-437.

92. Hanafy A K，Morani A C，Menias C O，et al. Hematologic malignancies of the gastrointestinal luminal tract. Abdom Radiol，2020，45（10）：3007-3027.

93. 马雪，郭桢楠，崔晓光.慢性疼痛影响术前胃排空机制的研究进展.临床与病理杂志，2021，41（6）：1442-1447.

94. 樊代明.整合肿瘤学·临床卷.北京：科学出版社，2020.

95. Badgeley A，Anwar H，Modi K，et al. Effect of probiotics and gut microbiota on anti-cancer drugs：Mechanistic perspectives. Biochimica et biophysica acta Reviews on cancer，2021，1875（1）：188494.

96. Li Y，Dong J，Xiao H，et al. Gut commensal derived-valeric acid protects against radiation injuries . Gut microbes，2020，11（4）：789-806.

97. Wardill H R，Van Der Aa S A R，Da Silva Ferreira A R，et al. Antibiotic-induced disruption of the microbiome exacerbates chemotherapy-induced diarrhoea and can be mitigated with autologous faecal microbiota transplantation. European journal of cancer（Oxford，England：1990），2021，153：27-39.

98. 李凯.CACA胃癌整合诊治指南（精简版）.中国肿瘤临床，2022，49（14）：703-710.

99. 胃癌诊疗规范（2018年版）.中华消化病与影像杂志

（电子版），2019，9（3）：118-144.

100. Young E，Philpott H，Singh R. Endoscopic diagnosis and treatment of gastric dysplasia and early cancer: Current evidence and what the future may hold. World J Gastroenterol，2021，27（31）：5126-5151.

101. Sumiyoshi T，Kondo H，Minagawa T，et al. Risk factors and management for gastric stenosis after endoscopic submucosal dissection for gastric epithelial neoplasm . Gastric Cancer，2017，20（4）：690-698.

102. 葛婷，周建伟，刘志勇，等.化疗恶心呕吐治疗的研究进展.医学综述，2021，27（1）：95-99.

103. Asha C，Manjini K J，Dubashi B. Effect of Foot Massage on Patients with Chemotherapy Induced Nausea and Vomiting: A Randomized Clinical Trial . J Caring Sci，2020，9（3）：120-124.

104. Tan J Y，Liu J，Suen L K P，et al. Development and validation of an evidence-based auricular acupressure intervention for managing chemotherapy-induced nausea and vomiting in breast cancer patients. Complement Ther Med，2020，52：102502.

105. Hunter J J, Maunder R G, Sui D, et al. A randomized trial of nurse-administered behavioral interventions to manage anticipatory nausea and vomiting in chemotherapy. Cancer Med, 2020, 9 (5): 1733-1740.

106. Smyla N, Koch T, Eberhart L H, et al. An overview of intravenous amisulpride as a new therapeutic option for the prophylaxis and treatment of postoperative nausea and vomiting. Expert Opin Pharmacother, 2020, 21 (5): 517-522.

107. 王刚, 段春宇. 托烷司琼与昂丹司琼对胸部肿瘤患者全身麻醉术后恶心呕吐的影响. 实用癌症杂志, 2020, 35 (3): 421-423.

108. Guo Y, Tian X, Wang X, et al. Adverse Effects of Immunoglobulin Therapy. Front Immunol, 2018, 9: 1299.

109. 陆云飞. 胃癌手术并发症的处理. 腹部外科, 2018, 31 (1): 5-8, 14.

110. 陈哲, 涂小雨, 何俊彦, 等. 胃癌根治术后胃排空障碍的治疗与康复. 中国医刊, 2022, 57 (1): 14-17.